# 輩子
# 們
# 當筷子好了

## 守護漸凍人丈夫八年的深情告白

劉雲英

# 目次



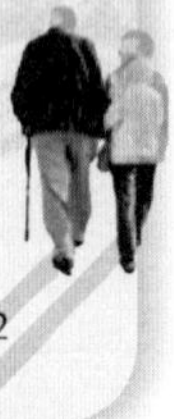

自序

# 240個我愛妳

他老嘲笑我是金魚腦袋，只有七秒鐘的記憶，哪天他走了，不出三天，我就會將他忘得一乾二淨。他錯了，五年多了，我非但沒忘，而且時時刻刻都在想他。

二〇一七年一月二十六日小年夜，凌晨一點五十分，兒子搖醒睡夢中的我，說醫院來電，老爸心跳血壓一直往下降，經搶救無效，於二點十一分心跳停止。我整個人呆掉，那一刻，心跳彷彿也停止了。他一個人孤伶伶在醫院裡往生，我卻不在他身邊，他該有多害怕！想到這裡，我終於忍不住放聲大哭。護士後來安慰我，全醫院久病臥床的患者中，他是唯一沒有長褥瘡的，「妳已經照顧得非常盡心盡力了。」兒子也糾正我，老爸是在睡夢中走的，沒有痛苦，沒有掙扎，這樣很好，很圓滿——如他所願。

如他所願，但並不如我所願啊！我再也見不到他了。

他活著，是兩個人的痛苦，他走了，徒留我一個人痛苦。他可真狠

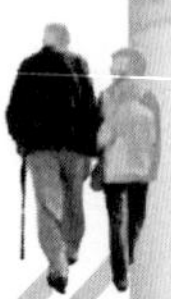

心，說走就走，沒有知會一聲，完全讓我措手不及。想起在送往呼吸照顧病房之前，他罵我太狠心，「最毒婦人心，就是妳。」他這樣說。

當第二位印籍看護以照顧病人太辛苦為由而辭職，足足有七個月青黃不接的日子，我一人獨撐，累到不成人形。剛好呼吸照顧病房有床位，我便聯絡醫院隔天來載人，誰知他竟勃然大怒，惡狠狠對我說，要死也要死在家裡，如果我非要將他送走，他會恨我一輩子，「最毒婦人心，就是妳。」隔著呼吸面罩，看見他咬牙切齒，令我不寒而慄，只好妥協，那就再咬牙苦撐吧。過了一段時日，我感覺自己已然奄奄一息，兩隻手無力再抱起他，於是懇求他先住進醫院緩衝一陣子，我會風雨無阻每天前去陪伴他，晚上再回家睡覺養精蓄銳。他注視著我許久卻無言以對，最後終於紅了眼眶，點頭答應。

在醫院的那八個月我信守諾言，早晨一睜眼就搭公車前往報到。梅姬颱風來襲那天風大雨大，臺北市公車全面停駛，無法冒險出門。我待在家裡如坐針氈，打了好幾通電話跟護理站拜託每隔幾分鐘就去看看他有什麼需求，他可是連一根頭髮掉在脖頸間都無力揮掉，更無法自行翻身，相同姿勢躺久了會不舒服；還有麻煩幫他更換臉上的人工皮，長期戴呼吸面罩的臉很容易潰爛……我比交待自己的遺言還要絮絮叨叨，而護理人員在電話線那頭則是「嗯嗯」不停。我知道醫院人力有限，面對這麼多床位，這麼多病人，要做到周全，根本是不可能的任務。梅姬攪局風狂雨驟，我在家心急如焚。

好友月芳曾來醫院探望，試著和他談笑，但聽不清楚戴著呼吸器的他在說什麼，「謝謝阿芳。」我翻譯給她聽。他緊接著完全不避諱的當眾向我表白：「阿玲（我的小名）我愛妳。」阿芳嚇一大跳，嘲笑我們老夫老妻還這麼露骨。每至夜幕低垂，他一定會跟我說這句話，即使白天用多狠毒的話咒罵我，嫌棄我幫戴呼吸器的他刮鬍子手腳不夠俐落，或者抱他起身坐輪椅時弄痛了他腳踝……當我要回家，他會用依依不捨眼光看著我，對我吐露這三個字。他年輕時身強體健，從來都很吝嗇表達愛意，病重後反而大言不慚。

在醫院的八個月，他大概說了兩百四十個我愛妳，只有颱風那天我沒在現場接收到，但我相信他一定在心裡說了。照顧他這八年來，辛苦不在

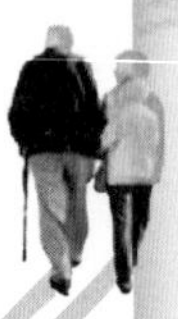

話下，有時我會很惡毒的希望這場噩夢趕快結束。等到真的結束，我反而沒有大大鬆一口氣，心裡還是希望他能活著，哪怕戴著呼吸面罩、全身插滿管子、成天臥床痛苦呻吟謾罵，只要能看得到他，就好。

這本小書是我照顧老公八年來的點點滴滴，不滿是真的，不捨也是真的。年少時總愛寫些風花雪月，歷盡滄桑之後，才發現人生的殘酷，根本無力反轉，只能接受。如果你也正在受苦遭難，身陷水火，暗無天日地照顧著你親愛的家人，就當是在紅塵修煉吧，終究會雲開月明。請相信我，所有的痛苦都將成為你日後最珍貴的回憶。

這本書有機會出版完全是我始料未及。本人自認條理不夠分明，太感情用事，但本書行文應該還不至於雜亂無章。往昔在他床榻邊供他使喚時，捧著筆電邊照護邊抒發鬱悶，每打幾個段落就不得不中斷思緒，無法一鼓作氣。部分篇章曾在報上連載，因他狀況太多，靜不下心來完稿，只好半途而廢。有幾篇是為了高額獎金而作，書中錯雜著到處參加徵文的得獎作品，因此關於病情的來龍去脈雖經芟伐，還是可能有些許重覆，敬請讀者見諒。

是為序。

# 等待奇蹟

那一天，地球如常運轉，陽光依舊燦爛，
當醫師宣判確診，兩個無助的靈魂，在醫院側門相擁痛哭，
我清清楚楚聽見自己一顆心碎了，碎成千萬片，
再也拼湊不出最初的完整。

「沒錯，我可以斷定，就是漸凍人。」神經外科權威醫生斬釘截鐵的說。

連日來，我們東奔西跑遍訪名醫，換來的竟是這樣一個令人難以接受的答案。老公額頭冒出斗大汗珠，身體卻止不住顫抖，一旁的我，淚水早已濡濕了整張臉。

「醫生，你要不要再做進一步檢查？」我近乎哀求。

「沒必要，」他保持一貫冷漠語調，「你們也不必再跑別家醫院了，

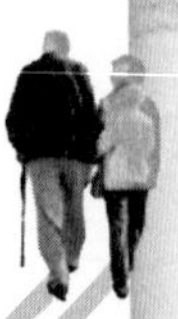

就是漸凍人，無藥可醫。」

二〇〇九年六月十五日，地球如常運轉，陽光依舊燦爛，只是屬於我的一片天塌了。兩個無助的靈魂，在醫院側門口相擁痛哭，老公的眼淚終於流下來。他這輩子連兩百元發票都未曾中過，這回卻中了這麼一個大獎。此種每十萬人有六人罹患的罕見疾病，在五十六歲這年，選上定期健檢都滿分的他。

接下來的兩、三個月，我無時無刻不陷在深深自責裡。

早在去年夏天，他就經常嘟囔著四肢無力，我只當這是退休人士逃避幫忙家事的一種藉口，絲毫不以為意。一直到他右手掌虎口肌肉明顯萎縮，才驚覺事態嚴重，於是馬不停蹄到處求診。

前後跑了六家醫院，做過詳細肌電圖、頭頸部掃描、肌肉切片，吃了忠孝醫生開的兩個月藥方、密集復健也毫無改善；轉到和平繼續做精密檢查；臺大醫生鐵口直斷是頸椎骨刺壓迫到神經，主張立即開刀治療；長庚神經內外科會診結果卻緊急喊停，懷疑是運動神經元出問題，與骨刺無關；北醫權威醫生也趨向長庚判斷，最後才由榮總蔡清標醫師確診。

不管是由臺灣百大良醫的口中宣判死刑，或者從名不見經傳的小牌大夫眼中獲悉身染絕症，每件白袍上方的臉譜各不同，有傲氣有慈悲，有視病如親也有冷漠絕情，老公拖著孱弱病體，苦嘗杏林冷暖。

從最初外科醫生認定的無藥可醫，到神經內科透露法國近兩年有研發新藥，可延緩病情進展，照理說應該要喜出望外的，我們卻變得麻木不仁。三魂七魄飛了，只剩行屍走肉，何來悲喜情緒？「漸凍人」這三個字猶如五雷轟頂，我清清楚楚聽見自己一顆心碎了，碎成千萬片，再也拼湊不出最初的完整。

區區個把月問診路，老公足足消瘦十公斤，我則衰老了十歲。

淚水總是在不知不覺中爬滿臉，我再也等不到一雙強而有力的臂彎來包攏我。他鎮日蜷縮沙發一角，不吃不喝、不言不語，不眠不休，偶爾信步走到陽台，卻不是觀賞那繁花似錦。他坦誠，輕生念頭經常縈繞腦際，

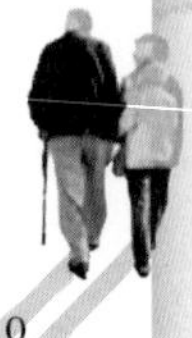

但終究是放不下摯愛妻兒而作罷。遙望遠處青山多嫵媚，不久前我們還攜手優遊其間，曾幾何時，生命的美酒卻被瞬間倒空。到底是怎樣的疏失，教疾病趁虛而入？事先沒有一點徵兆，難道就讓可惡的病魔硬生生從我身邊攫走他的性命，而我束手無策？

無力感與罪惡感，造就許多個無眠之夜，尤其想到一向依賴成性的自己，在不久後即將頓失所倚，便淚如雨下，痛不欲生。我向摯友泣訴：「我老公得了漸凍症，無法與我白頭偕老。」早年喪母的她，早已看透人世無常，她淡淡的回答我：「那有什麼？我們每個人不都得了漸老症。」

曾經因為醫生的一個眼色，心被撕裂得血水淋漓；如今聽好友一席話如當頭棒喝，讓我從憂傷中覺醒，愁結豁然而開。既然每一個青春的皮囊都難逃時光摧殘，我又能期盼什麼天長地久？每一個明天都會比今天更老化，任憑你如何費心保養，也無力對抗命定的生老病死。凡夫俗子自然無法決定生命的長度，但至少，我們可以改變自己的生活態度。

那晚在巷口等垃圾車，一直反覆思索著這幾句話。不期而遇下班回來、卻徘徊不敢進屋的兒子，他幽幽的對我說：「老媽，我想搬出去，我害怕家裡的氣氛。」

是我們形如槁木的樣子嚇壞了他？還是我們過度悲傷的情緒感染到他？老爸突然倒下，老媽全職照料，兒子成了全家最大宗的經濟來源，承受內憂與外患雙重壓力，而我們卻狠心讓他陪著一起淪陷。我輕輕的擁抱他，同時表達我的歉意。

收拾起眼淚，我決定走出悲情。除了定期回榮總拿新藥，另請心理諮商師為老公不安的情緒做深層治療，報名練氣功以增強抵抗力，既然病魔甩不掉，只好學習與它和平共處；並且加入協會尋求社會資源，讓自己不再感到孤立無助。在每星期的病友會中，病友與家屬互吐心聲互相打氣，我們從此不再寂寞。而日子在有了一連串的緊湊安排之後，便無暇自怨自艾。

有一次在振興醫院水療活動中，老公對著三十七歲的男復健師宣洩他的忿恨不平：「我真不甘心，人生走至此，才正要享清福呢，就得了這種不治之症。」復健師拍拍他肩膀安慰著，他說他在八年前發現得了癌症，當時尚未而立之年，大好前程正欲展開，他才不甘心呢！後來他到醫院接

受化療，看到年僅五歲的小女孩同樣罹癌，他難過得說不出話來，她的人生甚至還沒起步，她甘心嗎？她的父母甘心嗎？問問身旁每一個身染重病的人，不分男女老少，他們甘心嗎？

人生充滿了未知的變數，也許該把無常當成平常，那麼，不甘不願的心才能釋懷。有人過街去買個早餐，不幸被酒駕的汽車撞死；騎摩托車載老婆兜風，無故被流彈波及而不治；只不過是一場水災，一夕間一處世外桃源平白消失，五百村民永埋地底……他們都來不及和親愛的人說再見，或許還有很多心願未了，而我們只是提早被宣判死刑，又尚未行刑，還有時間去完成夢想，更何況醫學發展一日千里，也許我們還有機會存活。

相信奇蹟，它就會發生，不是嗎？

# 守著陽光守著你

深情陪伴在彼此身邊，相信苦也會變甘甜，
我們已不再夜夜垂淚到天明、不再怨天尤人，
從面對它，到接受它，走了好長好艱辛一段路程。
不久將來，他也許不能言語，但我們可以眉目傳情。

入睡前，又是一番折騰。我小心翼翼消毒著胃造瘻傷口，當棉棒碰觸到瘻管周遭那一片血肉模糊，我的漸凍人老公痛得呲牙裂嘴。爾後我幫他戴上呼吸器，他睜大雙眼，飽含哀怨的對我說：「妳想我還能活多久？看得到小兒子結婚生子嗎？」

我想起刺鳥的傳說。刺鳥一直在尋找世界上最尖銳的荊棘，找到後，奮不顧身朝胸膛刺去，在極度痛苦中引吭高歌，歌聲之優美，連夜鶯都自嘆不如，因為，唯有歷經最深沉的痛楚，才能換取最美好的事物。我看著

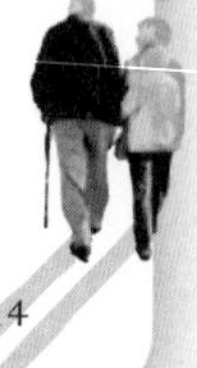

他因痛苦而扭曲的臉，被單下只剩一具瘦骨嶙峋、飄然若仙的皮包骨，他拖著孱弱的病體苟延殘喘，還擁有一絲期盼，我點頭如搗蒜：「會的，一定會的。」

結縭三十四載，彷彿昨日。他生病這兩年半，我們深居簡出，幾乎與世隔絕。常常，翻閱相簿回憶過往，一不小心就把白天坐成了黑夜。「幸好有圖為證，我曾經這麼英俊瀟灑過。」即使被病魔折磨得不成人形，他依然不忘調侃自己。這時我就順水推舟：「是啊！當初我就是被你這個花美男所迷惑才委身下嫁。」然後我們一起笑開來。

一九七七年元旦，我們相識於烏山頭水庫露營活動中。陽光男孩穿著一身補丁，看得出窮得兩袖清風，一路上對我大獻殷勤。等我陷入情網，他倒卻步不前了，娓娓細說身為家中么子，父母年邁多病、家徒四壁，所以自慚形穢，反而觸動我的惻隱之心。同年中秋過後，二十三歲的我不顧父母反對，執意披上嫁紗。

媽媽在婚禮前幾天，突擊他家巡禮新房，信義路三段的違章建築裡（現址已成為大安森林公園所在地），晦暗陰濕，沒有冷氣、沒有冰箱、沒有洗衣機，甚至沒有廁所，媽媽見狀，忍不住痛哭失聲：「天啊！這樣的家庭妳也要嫁？」她提出退婚，寧可在親朋好友面前顏面盡失，也不願我日後吃苦。當年不解母親苦心，反而對她反唇相譏：「為什麼妳這樣嫌貧愛富？」一句話傷得她渾身顫抖不已。

年過七旬的公公連夜挖好化糞池，讓我這個新嫁娘不必拋頭露面到公廁解決，但即使在家，我也不敢上，因為曾在拉開木門的一剎那，一隻肥碩的老鼠從腳邊竄逃，我嚇得魂飛魄散。他深知我這個千金大小姐惡人無膽，每次如廁，他都忍臭奉陪，如今我為行動不便的他把屎把尿，又豈敢嫌棄？

婆婆纏綿病榻十六年，把我們弄得心力交瘁。婚後半年，我身懷六甲，她病情每況愈下，而他那一點微薄薪資，根本不夠支付龐大醫藥費，何況還有婆婆在外高築的債台。生活對於我們，是一連串的壓迫，我喘不過氣來。很多時候，我放任淚水瘋狂爬滿臉，成天和他吵鬧不休。我用最狠毒的話咒罵他，取笑他無法讓妻子溫飽三餐，不配為人夫，說我後悔死了，再不想跟他白頭偕老……他血氣方剛，怎堪如此被激怒？臉色大變，

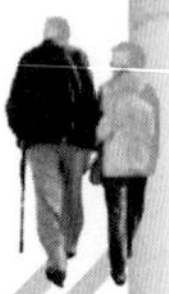

握緊拳頭在我面前晃啊晃，就是無法揮下去，只好用力搥打牆壁。當醫生告知我胎位不正、可能難產，我反而有如釋重負的感覺，如果能以這樣的方式和他告別，不僅可以脫離婚姻苦海，而且不致失了夫妻情義、落人口實。

但老天沒讓我如願。鎮日昏迷的婆婆突然醒來，用發黑的指甲接住了初生的大兒子，大兒子落地一身黑，醫生打趣說我是不是醬油喝多了？他不懂貧賤夫妻百事哀，也許還會牽連到下一代。一九七八年，我生平第一次走進當舖，典當我的結婚項鍊和戒指，付清婆婆醫療費和我的生產費。他信誓旦旦說，他會補償我，用一輩子的時間彌補我，可是今天他病了，不得不食言。

那時家裡經濟仍很拮据，為節省開支，我親餵母乳，沒想到大兒子食量驚人，我這個瘦弱的母親，擠不出奶水餵飽他的肚子。兒子狠狠的含著乳頭，不停吹氣，不知怎麼搞的，竟然弄得我上半身麻痺。我阮囊羞澀無法求助大醫院，跑到衛生所接受免費醫療，連打兩針退奶針，醫生要我回家後，拿兩只碗放在胸口，讓乳汁流下，他說得很輕鬆：流光了，胸口自然就軟化了。我的眼淚和乳汁一起滾落，很快裝滿一碗又一碗，夫妻相對無言，只是從他眼神裡，看見了滿滿的歉疚。

大兒子在周歲前，一直是晨昏顛倒，白天睡得昏昏沉沉，一到夜晚就號啕大哭，非得把他放在膝蓋上不停抖動，才肯入睡，我和他犧牲睡眠輪番照料，苦不堪言。有時這招失效，我們便騎著那輛破摩托車，三更半夜穿梭大街小巷，讓徐徐涼風拂面，兒子方能安然進入夢鄉。

他的工作不甚穩定，一九八二年底，家中慘遭回祿，他正失業在家，除了攙扶年老公婆安全離開火場，他搶救的即是這幾本相簿。我還記得當時他得意洋洋對著剛下班回來、一臉錯愕的我說：「老婆，我知道妳最在乎這些回憶，我的錶燒掉了，沒關係吧！」當然！我接手抱起一歲半的小兒子，千金散盡還復來，這些記錄了孩子成長的軌跡，可是至上珍寶啊。

祝融燒光一百多戶人家，我們一家六口無處可歸，暫借他遠房親戚的倉庫。那年冬天特別冷，北風呼呼的從窗戶縫隙不斷灌進來，小兒子成天流著鼻涕吵著要吃奶嘴，沒有人理他，他就自然而然戒掉了這個癮頭。

大兒子上幼稚園時，他未婚的大姐自殺身亡。姐弟相差二十二歲，他

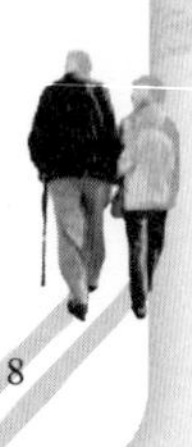

其實對這個年紀輕輕就離家出走的大姐沒什麼印象，但是父母目不識丁又年老體衰，他只好一肩挑起承辦後事的責任。我們婚姻的前幾年，一直處在風雨飄搖中，狂風暴雨總是兀自無情的潑灑著我們。公婆漸老，進出醫院成家常便飯；孩子漸長，家庭開銷日益加重，每每期待一轉身，燦爛的陽光能出現眼前。

努力工作是脫貧唯一的途徑，我們成了一對搶錢夫妻。曾經在大半夜陪他送早報，摩托車在颱風天裡不勝負荷被吹倒，報紙濕透散落滿地，我們衣衫全濕，追著一份一份拾起。天還濛濛亮，終於送完報，到早餐店共享一碗熱騰騰的豆漿，溫暖了五臟六腑，然後趕回家匆匆梳洗，再繼續上班拚經濟。

他後來進入紡織界，工作總算安定下來，我則最高紀錄是同時兼了五份差，眼看銀行存款節節上升，購屋置產不是夢、出國旅遊非難事，這是上天憐憫我們對過去那段悲苦歲月的付出，給予最寬厚的報償了。烏雲散去後，陽光終於露臉。總算能在媽媽面前揚眉吐氣，胼手胝足打拚這許多年，我們明白一個道理：苦，必須去受才可消除；路，必須去走方可到達。深情陪伴在彼此身邊，苦會變甘，小徑也可走出大路。

九十年紡織工廠宣布產業外移，未滿五十的他趁機提前退休，我們已歷經多少磨難，如今苦盡甘來，賦閒在家又如何？終日遊山玩水，好不愜意。而醫生卻在此時宣判他得了罕見疾病「漸凍症」，他情何以堪？才五十六歲，而且年年定檢均無赤字，怎麼可能？他打死都不相信老天會這樣殘忍的對待他，一連跑了六家醫院，不斷的檢驗再檢驗，直到所有醫生口徑一致，他整個人像洩了氣的皮球，癱軟倒地。

兩年多以來，我們一面謹遵醫囑，按時服用進口藥物「銳力得」以減緩病情惡化，希望爭取更多相濡以沫的時光，一面借助各方心理諮商做深層治療。這段時間他足足消瘦了二十五公斤，霜浸華髮，雙手已無作用，腳的力量也逐漸消退，吃喝拉撒都得靠我這個全職看護代勞。然而我們已不再夜夜垂淚到天明、不再怨天尤人，從面對它，到接受它，走了好長好艱辛的一段路程。

去年三月媽媽病逝，臨終時對我說，他是個可憐人，命途乖舛，要我堅強，照顧他到終老，和三十四年前她斬釘截鐵要求退婚的口吻大相逕

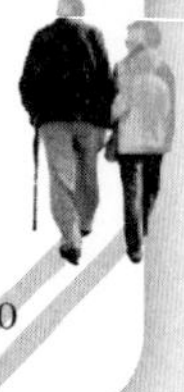

庭。十一月，爸爸過世，相同的話又重覆一遍，他們知道我生性軟弱，唯恐我臨陣脫逃，才會千叮嚀萬囑咐，但是我有兩個兒子做後盾，應該會勇敢站起來。

不久將來，他也許不能言語，但我們可以眉目傳情，讓兒子嗤笑肉麻當有趣也無妨；然後他會癱瘓在床，動彈不得，那我就拿著當初他冒死搶救回來的老照片，一張張對他細說從頭。我們擁有共同的回憶，故事很長，還沒有結束呢！

三十四年的婚姻，或許千瘡百孔，但生活的點點滴滴早已滲透到血骨裡。我也要像那隻刺鳥一樣，在忍受著極端痛苦中，高聲唱出我一生一世的情歌。

## 北海道的美麗與哀愁

一路上，他盡情展現燦爛笑容，好像疾病從未叩訪。
如果今天他不是筷子拿不穩，扣子扣不住，鞋帶綁不緊，
我的丈夫，他一直是我心目中的小巨人，
怎會像個手足無措的孩子般，需要我這樣亦步亦趨照顧著呢？

一覺醒來，這一片銀白世界，竟成了我們可觸摸的現實。二〇〇九年十一月二日我們最後一次出國，北海道雪紛飛。當我寫下這段文字，他在一旁急切的更正：不對，不對，是我最後一次出國，不是我們，妳應該還有機會。

他五十六歲時，因右手掌虎口肌肉凹陷就醫，卻被醫生宣判罹患罕見疾病「漸凍症」，終了全身上下都不能動，只剩頭腦仍在運轉和眼球可眨動而已。醫生輕描淡寫說：「回去吧，無藥可醫。」霎時天旋地轉，猶如

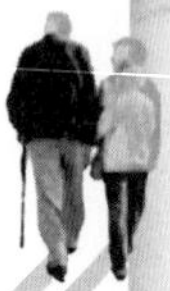

世界末日。我們渾渾噩噩好一陣子，他突然說想改變飲食，清淡過日。以前無肉不歡，忽而不屑一顧，茹素百日之後，時序進入乍暖還寒的十月，有一天他淡淡的說，想開葷了，到北海道大快朵頤吧！

在旅行社工作的小兒子很中肯的提建言，這時節秋楓落盡、雪季未來，有何風景可言？要不再延緩個把月再說，但他一想到美味的海膽與帝王蟹就迫不及待。終於在十一月初成團。兩對好友夫婦情義相挺與我們同行，一路幫忙照料病中的他。旅行時不可預知的驚喜，往往勝過刻意安排的節目。那一次，我們不但觀賞到紅豔豔的秋楓，也看見了白茫茫的雪景，成了日後最美好的回憶。

以往每次出國，他向以苦力挑夫自居，但他右手已明顯萎縮，體重下降十餘公斤，無時不在嚷嚷肌無力。我的行囊不敢裝太多，免得手無縛雞之力的我到時求助無門。然而秋冬交替季節多變，也是輕忽不得，萬一在異鄉感染風寒，豈不害慘了他？行前整理行李，進進出出、拿上拿下，一如我焦躁不安的心。到了機場，我們的行李箱是最輕便的一個，朋友都很咋舌。本來他堅持要帶單眼相機和鏡頭，但手指已不太靈活，如何按快門？貼心的兒子在臨出發前，買了一台攝影機給他，告訴他這個比較不需細部動作。

一路上，他一直盡情展現燦爛笑容，時而開心大笑，時而抿嘴輕笑，好像疾病從未叩訪。在我的鏡頭下，他一反常態成了最配合的麻豆，即使我為了取景，動作緩慢，他也沒有一絲不悅。連身上穿著的雙面羽絨衣，他都要以紅色示人，他說紅衣可以掩飾他蒼白的臉色，但我怎麼看都是：紅衣把他的白髮襯托得更加蒼茫。他生病後便拒絕染髮，「我希望看起來比實際年齡老，我才不要別人說，還沒老態龍鍾就病成這樣。」這是他的理由。所以同團中，有個老眼昏花的歐巴桑單憑外表，就很自以為是的亂加揣測：你們是老夫少妻嗎？我啞然失笑。

北海道遇初雪，讓我們喜出望外。在洞爺湖一覺醒來，窗外即是一片粉妝玉琢的銀白大地。我們幾個童心未泯打起雪仗來，他的手掌無力，我分明就站在不遠處，他仍打不到我。朋友為我們留影時，以往他的手總習慣摟著我，但現在只能無力的搭在我的肩上。每至餐廳用膳，室內外溫差大，我耐心為他脫下厚重外套，為他夾菜添飯，小心翼翼伺候他飽餐一

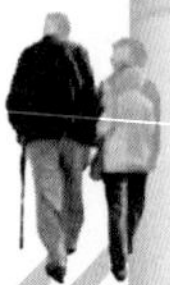

頓。餐罷，再幫他重新穿戴整齊，帽子圍巾手套，禦寒衣物一個不能少，然後彎下腰來繫好鞋帶。不知情的同桌團員莫不嘖嘖稱奇，讚許我有日本小女人的溫柔婉約，實在體貼入微。我苦笑著，丈夫一直是我心目中的小巨人，如果不是筷子拿不穩，扣子扣不住，鞋帶綁不緊，像個手足無措的孩子，哪還需要我這樣亦步亦趨照顧著呢？

即使我再怎麼小心為上，還是有疏忽的時候。那天在函館一睹百萬夜景，遊人如織，互相推擠下，他竟被大型看板絆倒，摔了一跤。我頓時慌了手腳，多虧朋友老公幫忙扶起，他驚魂甫定，直說胸口痛，我心口更痛，才確診不到半年，病魔竟已大膽鯨吞蠶食至此，這是否意味著：我們海天遊蹤的夢想就此成絕響？

從少年夫妻到憂患中年，我們旅遊無數，只要攜手走過，處處都是好風景。我不敢想，如果有一天身旁無他相伴，我還會有閒情逸致到處遊山玩水嗎？最後一次海外共遊，把所有美麗的回憶都留在北海道，同時也留下一抹淡淡的哀愁。

# 他不臭，他是我老公

他吃壞肚子，屎尿齊發，看我皺著眉，心虛的說：很臭哦！歹勢啦！
我清理完穢物，幫他換上乾爽，再度服侍他上床，
然後我們背對背在黑暗中繼續下半夜的安眠，
我難過得流出淚來，卻不敢哭出聲，
我相信他一定比我更痛苦千百倍。

年前大掃除，清出許多小紙片，那是我隨手為他病程做的一些記錄。這一年來，內心縱有千言萬語，也無法再像過往將之躍然紙上。媽媽在去年杜鵑花開最燦爛的季節辭世，半年後爸爸也跟著撒手人寰，失去至親的痛，像排山倒海、前仆後繼向我襲來，而我最大精神支柱——身邊的伴侶，在這一年內竟退化得如此迅速……我眼睜睜的看著他日益消瘦、虛弱，除了暗自神傷，簡直束手無策。這些紙片，字跡零亂，可以想見當時

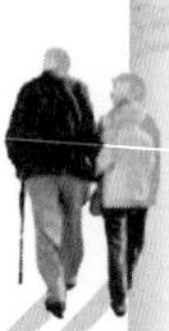

心情起伏：

二月，他在浴室尖聲大叫，兩手突然間無法使力，握不住牙刷，擠不出牙膏，兒子見狀，奪門而出買支電動牙刷默默為他換上，我則在一旁嚇得發抖。

三月，他說雙手真的廢了，沒辦法擰毛巾，從今以後請老婆代勞梳洗。

幫他洗頭時，嫌我力道不夠，沒搔到癢處；洗澡時前後順序也不對，老是忽略耳後，換穿衣服甚至弄痛了手臂僵硬的他，一點也不專業。每日梳洗，費時費力，幾乎演出全武行。

四月，外出返家，見他瞪著桌上汽水和餅乾怒氣衝天，對我破口大罵：妳明知我打不開包裝紙，也沒力氣開瓶，存心要餓死我？我百口莫辯。

六月，郵差按鈴送掛號信，他打不開抽屜拿印章，急得差點跳樓，我一進門，他把所有怒氣都倒向我，幸好他肌無力，否則我必死無疑。

七月，他將摩托車忍痛送人，依依不捨。手廢了，接下來是腳嗎？老天何其殘忍，非得要這樣慢慢凌遲他？

八月，他訓練兒子成為一家之主，修理浴室水龍頭、安裝客廳吊燈，將一身絕活傾囊相授，他說自己如風中殘燭，隨時可能蒙主寵召，囑咐兒子要代他好好照顧我……偷聽到他們對話，我熱淚盈眶。

八月，他晨起倒完豆漿，忽然雙腳癱軟，跌坐在地，驚慌不已。我一生的依靠倒下了，膽小的我還能苟活嗎？

九月，他大了兩天血便，緊急送醫，安排照胃鏡、超音波，檢查出有

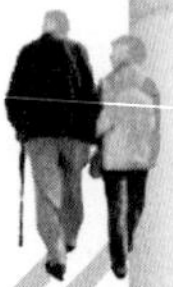

潰瘍，他異想天開說寧願讓潰瘍惡化，也不要漸凍而死。人可以選擇用什麼方式告別嗎？想死又談何容易？沮喪了幾天，潰瘍治好，他又有活下去的勇氣了。

九月，兒子幫他刮鬍子，他一臉陶醉。他們各自散發出無盡的溫柔，我心想：這對父子還能再續多久的情緣？

十月，他瘦到只剩四十幾公斤，瘦骨嶙峋，不成人形，躺著、坐著，頻頻喊痛。我擦拭他身體時，他哭了，我也是。我和兒子都「努力加餐飯」，儘量讓自己強壯起來，這樣才有足夠的力氣抱他。

十一月，搭郵輪列車到花蓮玩，火車上我餵他吃便當，他嗆到，吐了滿地，我趕緊蹲下擦拭，無視背後旅客像箭一般尖銳的目光。他第一次在光復糖廠上殘障廁所，臭氣沖天，我一陣作嘔，強忍住，未料他放聲大哭，說他無法擦屁屁，也無法自行穿脫褲子了，怎麼辦？我鼻頭一酸，跟著泣不成聲。相機可以讓花蓮的美景在瞬間停格，為什麼尖端醫學沒有辦法讓這種病情在原地打住？

十二月，他在家摔跤，爬不起來，我使出吃奶的力，恨不得有三頭六臂。

二〇一一年一月，他半夜尿床，搖醒我換床單，滿臉歉意。

這幾天，他吃壞肚子，屎尿齊發，一日數回，看我習慣性皺眉，他心虛的說：很臭哦！歹勢啦！我清理完穢物，幫他換上「乾爽」，再度服侍他上床，然後我們背對背在黑暗中繼續下半夜的安眠。我難過得流出淚來，卻不敢哭出聲，我相信他一定比我更難過千百倍，堂堂一個成人，怎會落到如此一點尊嚴都沒有的地步？

很想安慰他：不臭不臭，別太在意。又覺得有點矯情，只好保持沉默。

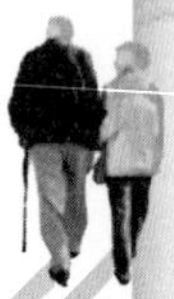

這些字字句句，都是蘸著淚水寫下，估計這一年，大概流了不止一公升的眼淚吧。

後記：年前，我罹患腸胃炎，雨中獨自就醫，打完點滴已是深夜。醫生說我可以回家休息，怕黑暗的我奔跑在僻靜的巷弄間。無情雨聲瑟瑟，倉皇四顧，找不到從前為我撐傘的那雙厚實手掌，淚如雨下，感到前所未有的孤獨無依。我是不是快要在茫茫人海中，失去唯一的靈魂伴侶呢？不是都說「行到水窮處，忽見桃花源」？為什麼我等到紅顏已老，青絲成霜，還不見一絲曙光呢？

# 只求一口自在呼吸

有天夜裡我醒來，見他張大口，很賣力的喘息著，
只求一口自在呼吸，這是多麼卑微的心願，
曾幾何時，對他而言，卻變成一種奢望？
而對祈翔病房所有漸凍人來說，這已是個遙不可及的夢想。

他自以為來日無多，美食當前總是狼吞虎嚥，經常因噎到被我數落。後來，他又嘟囔著呼吸愈來愈不順暢，我笑罵他老是疑神疑鬼。但有天夜裡我醒來，見他張大口，很賣力的喘息著，枕頭套浸濕一大片，彷彿一尾攤在砧板上的魚，飽含咒怨正在做垂死掙扎，我驚嚇到一顆心差點脫口而出。

確診至今兩年，醫生曾信誓旦旦對我說，「銳力得」是目前用於治療漸凍人唯一藥物，可延緩及控制病情。我即使再怎麼忙碌，也沒有一天忘

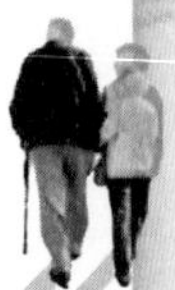

記讓他服藥，難道是「銳力得」已經對他起不了作用？或者……怎會這麼快就走到這個階段？到榮總求診，又做了連串檢測。醫生一臉凝重，建議立即住院，指著數據資料解釋：肺功能只剩百分之三十二……必須仰賴呼吸輔助器，吞嚥也開始感到困難，馬上得動胃造廔手術，事不宜遲。

看來事態頗嚴重，我們即刻住進離家不遠的忠孝醫院。七樓祈翔病房是專為漸凍人打造的五星級照護中心。兩年前初訪，當他看到除了眼球在轉動、身體則一動也不動的陳宏老師，臉色慘白，嘴裡不住喃喃自語：我不要變成這樣，我絕不要變成這樣，讓我死了算了……而我面對照顧陳宏老師的劉學慧理事長時，一句話都說不出來，只是流淚，淚流不止。

如今再度踏進祈翔病房，卻是心如止水。

同房是家住金山老街的王先生，另一位是高齡八十五的阿公。他偶爾會和四肢癱瘓、而說話功能尚未消失殆盡的王先生交談，似乎看到不久之後的自己，有一種惶惶不安的情緒形於色。所以他寧可將視線調回已氣切的阿公身上，看著外傭每次為阿公梳洗完，把毛巾覆蓋在老人頭上不毛之地，大灌迷湯：「你是老帥哥！我喜歡你，愛你喔。」外傭樂天知命的個性，逗樂了阿公猛眨眼，也讓他忍不住笑開懷。

動胃造廔手術那天，他緊張到手腳冰冷，醫生才打一劑止痛針，他就昏死過去，只好緊急喊停，順延一周，「那是死亡的感覺嗎？」事後他心有餘悸說，只記得眼前一片黑，全身乏力，連求救的力氣都沒有。鬼門關前走一遭，他真的覺得自己呼吸愈來愈微弱了。

治療師幫他戴起呼吸輔助器，一張臉綁上四根帶子，摀住口鼻，活像臉上罩了個孫悟空的緊咒箍一樣，萬般不自在，他常在睡夢中被自己嚇醒，淒厲而急切呼喊我的名，只不過再怎麼嘶吼，聲音仍被罩住的呼吸器所阻絕，傳到我耳邊已是支離破碎。我一近身，他緊緊抱住我，像快溺水的人，好不容易攀住一根浮木，再不敢輕易放手。生病讓人變得軟弱、膽怯，即使不久前還口口聲聲嚷著「讓我死了算了」的大男人，在真正面臨生死關頭，也會裹足不前。

他再也不肯讓我離他視線太遠，在他戴上呼吸器閉目養神時。呼吸器可以延續病患生命，當然也會置人死地。對床的王先生午睡時，呼吸器帶子鬆掉，漏風，吸不到氧氣，剎那間即陷入昏迷，而外傭也絲毫未察覺，

幸好護士巡房，及時搶救。甦醒後的王先生，臉上不見撿回一命的喜悅。他看在眼裡，幽幽的對我說，也許這是較不痛苦的一種解脫，如果換作他，請別救活他。然而，在我為他調整呼吸器時，他卻一再提醒我檢查帶子是否確有綁緊，想必他的心情是百味雜陳、互相矛盾。若說看淡生死，幾人能灑脫自如？

住院十六天，重回臺北陰霾天空下，他貪婪的大口呼吸空氣。只求一口自在呼吸，這是多麼卑微的心願，曾幾何時，對他而言，卻變成一種奢望？而對祈翔病房所有漸凍人來說，這已是個遙不可及的夢想。

## 難以啟齒的病

除了暴瘦，面容稍嫌憔悴，四肢看起來健全，
沒有人猜得到他罹患了如此罕見疾病。
但手掌虎口凹陷、肌肉僵硬、無法握拳，
等於是虛有其表的「裝飾品」，
他忍不住難過起來，真的有不足為他人道耳的難言之隱啊！

鄰居老先生拜託他幫忙更換公共燈管，見他面有難色，悻悻然走了。

事實上，他的雙手早已無法執行細部動作，吃喝拉撒全得仰賴我這個全職看護，腳的力量也逐漸在消退，但從外觀看來，除了暴瘦二十幾公斤，面容稍嫌憔悴，四肢應該還算健全，沒有人猜得到他罹患了如此罕見疾病。

只不過是換個燈管，舉手之勞，何必拒人於千里之外？他說，鄰居老

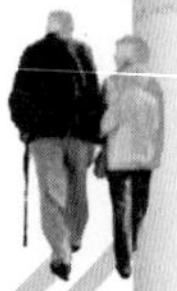

先生心裡一定這樣犯嘀咕。以前他是多麼熱心熱絡，哪像現在這般冷漠無情。老先生絕對很納悶。他喃喃自語，一面端詳雙手，虎口凹陷、肌肉僵硬、無法握拳，等於是虛有其表的「裝飾品」，忍不住難過起來，真的有不足為他人道的難言之隱啊！

想起患病之初，我們回娘家稟告我父母，媽媽老淚縱橫，頻問：什麼是漸凍人？既然是機率非常渺小的罕見疾病，又怎會輕易得到？這種病會比她的肝癌難治嗎？老爸在聽完他描述的病情後，久久迸出一句話：漸凍人就是植物人嗎？好端端的怎會變成植物人？有沒有搞錯？

但願是老天搞錯了。求診期間，身心煎熬豈是一個苦字了得？一連跑六家醫院檢驗，有的醫生說詞不一，讓我們一下滿懷希望，不久之後幻滅絕望，好不容易出現一線生機，隨即又被推入萬丈深淵，把每個白天都過成黑夜，每個黑夜都是噩夢連連。尤其確診之後，萬念俱灰，澆息了我們對這個世界所有的熱情。

既然走不出悲情，日子只好得過且過，一天又一天，像行屍走肉。有時我們意見相左，爭辯到彼此都面紅耳赤，然後不經意四目相接，又抱頭痛哭，他已被宣判死刑，我何苦再捅他一刀？當初我反對他不該將自己疾病的真相坦然告知我父母，讓他們為我擔憂，但他堅持據實以告。媽媽在病榻中，還一直念念不忘他，最後妹妹出面嚴正阻絕他陪我回娘家，然而，每每看到二老那副欲言又止的樣子，我就心如刀割。

他也不滿我對朋友支吾其詞病情，有次他大聲咆哮：我又不是得了什麼見不得人的病，有這麼說不出口嗎？我不想反駁，他自己何嘗不是言語閃爍？漸凍人三個字，他比我更害怕觸及。即使深居簡出，也會有一些不知情的朋友三不五時來電：賢伉儷近日又到哪裡趴趴走？他爽朗的大笑兩聲，心卻在滴血。

即便想趁這難得的暖陽，到戶外走走，離捷運站只有區區七、八分鐘腳程，也沒把握走得到。若以輪椅代步，就得趁四下無人時，我攙扶他走到巷口，再回頭偷偷摸摸將輪椅從後門運出，繞一大圈，避免被鄰居撞見，又得費一番唇舌解釋。

但總有一天，紙會包不住火。

其實，凡夫俗子終究無力對抗生老病死，何必要讓自己活得這麼不

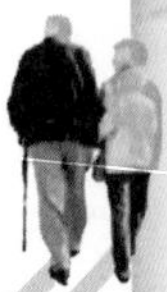

堪？可否在剩餘的生命裡，讓自己活得更美好？一場突如其來的疾病，打亂了精心策劃的退休生活節奏，老天爺究竟要讓我們從中學習什麼呢？

# 疾病讓我們更靠近

人生，處處不圓滿，每個生命幾乎都有欠缺，
然而，我們能夠只看到一道缺口，
就全盤否定上蒼曾經給予的恩典嗎？
在他生病這段日子裡，我們有更多時間朝夕相處，
未嘗不是一種幸福？
能夠跟老天爺多拖延一天算一天，我們無時無刻不心存感恩。

每兩個禮拜，我會到住家附近的「杏一」，為我的漸凍人老公採買醫療用品：棉花棒、生理食鹽水、Y紗……這些都沒有保存期限，我卻不想一次購足，因為對一個全職照顧者而言，這短暫的抽離，正是我暫忘胸中塊壘的幸福片刻。

我和「杏一」的店員閒話家常，有時會碰上同病相憐的老顧客，不免

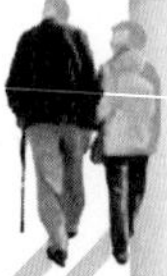

寒暄兩句，似乎每個人都有滿腹心酸，可見人間苦難，比比皆是。我們互相安慰、打氣，除了盡人事、聽天命，只好學著不要太過悲傷。

三年前，五十六歲的老公被診斷出罹患罕見疾病，憂慮不安從此如影隨形。他自以為來日無多，天天坐困愁城；我則驚慌失措，夜夜以淚洗面，不斷埋怨蒼天不公。他不菸不酒，也無三高，年年健診均無赤字，怎會無端染上不治之症？

好長一段時間，我們過得像行屍走肉般，後來在醫院參加病友會，才知有人在青春正茂的二十幾歲就發病；有人在病房不動如山躺了整整十年，而他一雙兒女也都不幸遺傳到這種疾病；還有人病程發展相當快速，兩年不到，四肢已癱瘓，孩子卻尚在小學階段……人生，處處不圓滿，每個生命幾乎都有欠缺，然而，我們能夠只看到一道缺口，就全盤否定上蒼曾經給予的恩典嗎？

那天，小兒子語重心長對我說：「老媽，我覺得我們很幸運。」

我正在廚房料理老公的灌食配方，忙得不可開交。以排骨做湯底，加入十幾種蔬菜，紅蘿蔔、馬鈴薯、洋蔥、黑木耳、綠花椰、高麗菜、香菇、海帶、山藥、南瓜、地瓜、牛番茄……，再灑點鹽巴，淺嚐一口，湯頭鮮甜，營養豐富，希望能把老公消瘦了二十五公斤的肉彌補回來。把轟隆隆的抽油煙機關掉，它讓我聽不清楚兒子的話，他說的可是「幸運」？

兒子解釋著：「還好老爸發病的時候，妳已退休，要不然真會焦頭爛額。」

我點點頭，深表贊同。脫下圍裙，洗淨雙手，趁那鍋湯待涼的空檔，幫老公清潔胃造廔的傷口。先用棉花棒沾生理食鹽水塗抹四周，接著拿優碘棉棒進行消毒，最後再以飽含生理食鹽水的棉棒將優碘拭淨，Y型紗布覆蓋在上，貼好膠帶固定胃管。這是我每天的例行公事，動作已臻於純熟，夠得上專業水準。猶記得他剛動完胃造廔手術，見他肚臍上方的胃部被挖空一個小洞，隱約有血水滲出，嚇得不敢湊近，更遑論消毒傷口？

現在灌食三餐時，我已能一手捏住廔管開關，另一手倒入打成糊狀的魚肉蔬果，其間還要不斷以溫開水稀釋，免得太濃稠，無法順暢流入管內。從初期的手忙腳亂，到如今的臨危不亂，不過區區半個多月而已，他調侃我已經可以兼差當護理人員了。

照顧一個這樣的病人，不是件容易的事，尤其晚上他戴著呼吸器入眠，一旁的製氧機在夜深人靜時發出低頻噪音。轟隆轟隆，震天價響，讓我的神經緊繃得像要斷裂般，好不容易疲倦至極跌入夢鄉，他卻要起床小解和喝水。還好退休後，天天都是星期天，否則睜個熊貓眼、腦筋一片空白，怎麼工作拚經濟？

兒子說的沒錯。幸虧我解甲歸田在家當全職照顧，年輕輩事業正起步，才能無後顧之憂全力衝刺。本來老公患病之初，我沒有一天停止過怨天尤人，現在聽到兒子這麼說，豁然開朗，在他生病這段日子裡，我們有更多時間朝夕相處，未嘗不是一種幸福？

年輕時，三餐果腹囫圇吞，以填飽肚子為最高原則，天天九蔬果只是個口號。現在老了、病了，開始注重養生之道，能夠跟老天爺多拖延一天算一天，我們無時無刻不心存感恩。

有天夜裡他輾轉反側，難以成眠，兒子索性開車載我們兜風，行經美麗華摩天輪，看到明燦的燈光變幻成七彩霓虹，老公若有所思問我：記得嗎？孩子小時睡不著，我們騎著摩托車在大街小巷到處繞，微風迎面吹拂，好讓孩子清涼入夢。我笑說：是啊！是啊！那時住在違章建築，窮得一塌糊塗，只好抱著孩子到外頭吹免費冷氣。

我們一同憶往那段很辛酸又夾雜甜蜜的苦日子，在對望的瞬間，見他眼眸溢出幸福的光，隨後他閉眼假寐，嘴角始終掛著微笑。兒子體貼的把音響關小聲，有一股暖流悄悄湧上心頭，我對正在開車的兒子說：「謝謝你，還好有你。」

疾病讓我們的心更靠近，讓我們更珍惜活著的每一個時刻。不知道明天會是什麼樣的風貌，只知道上天並沒有完全遺棄我們。當生命給我們一百個理由哭泣，我們就要有一千個理由微笑，沒聽過老天爺祂曾經虧待過誰。

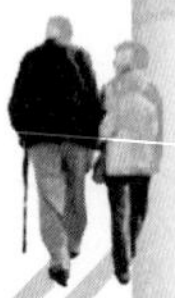

# 活著，就有希望

生命中的風風雨雨，常是接二連三撲面而來。
幸而當時我們都年輕力壯，面對困難，
愈挫愈勇，即使倒下，也很快再爬起。
於是，互相扶持成為一種習慣，像呼吸一樣自然。
我仍堅信，縱有再多再大的苦難，也沒什麼好畏懼，
畢竟我們曾經一起經歷過那麼多，都不曾放棄希望。

他從未對我說過什麼甜言蜜語，然而說他寡情，有欠公允。他天天回家吃晚飯，不管同事多熱情邀約，他一概回絕。我一向廚藝欠佳，主中饋多年，壓根兒沒長進，然而他還是把飯菜吃光回報。雖然錢賺不多，但直到職場退休，他的薪資都是悉數充公，也毫無怨言。

結婚之初，與公婆同住破落戶違建，鼠輩橫行，膽小的我經常被嚇得

驚慌失措。隔年夏天，大兒子出生，小嬰兒不耐熱，全身長滿痱子，包括頭皮無一倖免，成日哭鬧不休。第四年小兒子報到，家裡寅吃卯糧，更見拮据。第五年，唯一遮風避雨的小窩慘遭祝融肆虐，一家六口流落街頭。第七年，發瘋的大姑自殺身亡，婆婆傷心欲絕，一病不起，輾轉病榻十多年離世……

曾經窮到兩袖清風，三餐併為一餐解決。曾經被債主逼到無處躲藏，雙腳跪地懇求寬限。在那沒有健保的年代，為了支付公婆高額醫藥費，連婚戒、項鍊都典當了……生命中的風風雨雨，常是接二連三撲面而來。

幸而當時我們都年輕力壯，擁有健康身體與不服輸的韌性，面對困難，愈挫愈勇，即使倒下，也很快再爬起。如果說，困境與不順遂是這一生所必須遭遇到的挑戰，很慶幸能及早嘗試。當下或許難熬，但如今驀然回首，那是老天給予最好的安排，我們由衷感謝。

相信「活著，就有希望。」風雨過後，彩虹就會現身；也相信「十年修得同船渡，百年修得共枕眠」，相遇是緣，相知是緣，相親相愛是緣的最後歸宿，理當珍惜，豈可輕言放棄？於是，互相扶持成為一種習慣，像

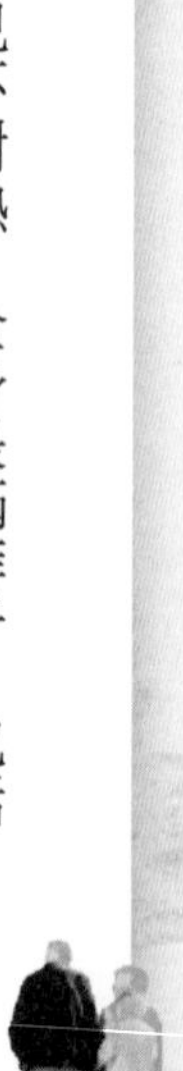

呼吸一樣自然。

那時，我們都身兼數職，孜孜矻矻忙賺錢，連大半夜都得艱難爬起去送報。雖然長期睡眠不足，但換來無債一身輕，三餐足以溫飽，公婆醫藥費有著落，孩子營養不失調。脫貧途徑無他，努力工作而已，所謂夫妻同心，其利斷金，我們只有勇往直前，沒有後路。

奮鬥多年，終於在大臺北有了一處可安身立命的好宅，公婆皆於八十八歲時壽終正寢，兩個孩子端正做人，沒有誤入歧途。最重要的是，結婚三十五年，我們依然陪伴在彼此身邊，始終如一。只不過天不從人願，雙雙退休，正欲享清福之際，他不幸身染重病，四肢癱瘓，連呼吸都得借助機器，我成了他的手與腳，現在我們當真形影不離了。

即使如此，我仍堅信，縱有再多再大的苦難，也沒什麼好畏懼，畢竟我們曾經一起經歷過那麼多，都不曾放棄希望。而今，無掛無礙，亦無怨尤，當有更充裕的時間，來回顧我們千瘡百孔的一生。試著以平常心，接受生病的既定事實；以感恩的心，感謝所擁有的一切；將來，也會以疼惜、放下的心，面對最難割捨的事。

# 天暗下來，星星就亮了

一場突如其來的惡疾，讓走過人生大風大浪的我們一籌莫展。
想到同床共眠三十五載、貼心貼肺、知冷知熱的伴侶，
正在病榻飽受煎熬，不捨之心時時抽痛。
如果看得開一點，悲傷自然就少一點，
即使心在滴血，也要面帶微笑，
為了不讓所愛的人憂心，我們必須如此。

三十七公斤的他癱臥在床，形如槁木。我小心翼翼打開他胃造廔的導管準備灌食，不料胃酸卻以迅雷不及掩耳之勢衝湧上來，噴了我滿臉，也波及他身。我抽出濕紙巾擦拭，但那股酸臭味漂浮在空氣中硬是不肯散去，他的表情寫滿無奈，眼看著一連串感傷的言詞就要衝口而出，我趕緊將話鋒一轉。

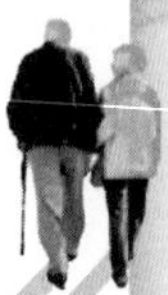

「有一年在塞班海邊，一陣陣大浪拍打著岩石，也是這樣濺得我們一身濕。」情急之下扯出這段陳年插曲，連自己都覺得牽強，然而他還是很有默契的配合演出：「是啊！塞班真是名副其實，讓人曬出一臉斑。」語畢，我們相視而笑，一起沉浸在美好的回憶裡。

結縭三十多年，旅遊無數，只要攜手同行，處處都是好風景。四年前，我們相繼退休，計畫把觸角深向歐洲大陸，他卻突然生病，病的學名是「肌肉萎縮性脊髓側索硬化症」，也就是俗稱的「漸凍人」。旅遊版圖缺了一大塊，恐怕再也拼湊不完整了。

半年跑了六家醫院，因為不死心，也不甘心，一再檢驗又檢驗，直到每位醫生口徑一致，答案令人心碎。每十萬人會有六人罹患此種罕見疾病，這麼微小的機率，他卻雀屏中選，到底是幸或者不幸？問天，天不語，夜夜，垂淚到天明。一場突如其來的惡疾，讓走過人生大風大浪的我們一籌莫展。

「我才五十六歲，年年健診無赤字，老天憑什麼宣判我死刑？」發病初期出席病友會，他對鄰座一位中年婦女表達他的不滿。那婦人露出一絲苦笑：「我兒子二十幾歲就得這種病，工作丟了，女友跑了，老媽也跟著淪陷，又怎麼說？」他頓時啞口無言。

前兩年，他尚未借助輪椅，步履維艱參加漸凍人協會辦的一日遊活動，看見年輕太太吃力推著坐輪椅的老公，身邊還有兩個不解事的孩童正在追逐嬉戲，太太一路不停吆喝，孩子則充耳不聞，漸凍老公也愛莫能助。他看在眼裡，幽幽的說：「那位先生肢體已經僵硬到無法再摟抱孩子，而未來的日子還那麼長，要怎麼過？」杞人憂天的不只是他，我的五臟六腑也跟著絞成一團。

去年三月他感覺吞嚥不順，住進忠孝醫院動胃造廔手術，和隔鄰病患家屬很自然聊開來。四十多歲的康先生完全不避諱在陌生人面前自剖心事，他說老婆五個兄弟姐妹中，有三個已發病，遺傳機率之高，讓他不得不對自己三個兒子的未來感到憂心忡忡。

「小兒子才唸小學，真不知如何啟口，」康先生眉頭緊蹙：「我希望他們將來保持獨身，即使結婚，也千萬不要孕育下一代，我不想再天天活在恐懼中。」為了照顧動彈不得的老婆，康先生無法外出工作，一家子等

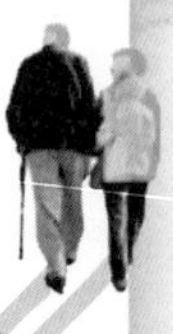

著坐吃山空。看著這對苦情夫妻，臉上盡是縱橫的淚，不禁在心底吶喊：誰來救救他們啊？

都說年老最怕病來磨，為什麼天底下還有這麼多人未老先衰、疾病纏身呢？他無緣無故患了這種不治之症，我眼睜睜看著他自確診後，體重直直落，二、三十公斤的肌肉，不消一年功夫憑空不見，四肢退化的速度，像是站在斜坡上，沿著光滑面翻滾而落，進行得無聲無息，叫人措手不及。我多想一把抓住他，或許緩和一下速度也好，但就是無能為力。

好幾個不眠夜，凝視著配戴呼吸器入睡的他，既熟悉又陌生。他已消瘦得不成人形，平躺之後，連最簡單的呼吸都無法自主，想翻個身都得借助我一臂之力。有時許久沒動靜，我會倏然驚醒，趕緊伸手觸摸呼吸器的通氣孔，看是否還有氣冒出？想到同床共眠三十五載、貼心貼肺、知冷知熱的伴侶，正在病榻飽受煎熬，不捨之心時時抽痛。當然，我們也謹遵醫囑做了基因檢測，半年後報告出爐，推斷他是屬於偶發型，排除家族遺傳。他終於放下一顆忐忑不安的心，對我和兒子說：「其實，老天還是很厚愛我們。」我知道，他又想起一臉愁苦的康先生。

為更深入了解這種病況，我們閱讀了那本席捲全球的暢銷書《最後14堂星期二的課》，作者描述老教授也罹患這種罕見疾症，「它把你的神經熔化掉，剩下你的身體像一灘蠟……無法站立，無法坐直，到了最後你如果還活著，你要在喉嚨上穿孔，靠一根管子呼吸，而你的神智完全清醒，被禁閉在軟趴趴的臭皮囊中……」他大聲制止我不要再唸下去了。「天啊！天底下怎會有這樣殘酷的病症？」想到這也是不久之後自己的寫照，他不寒而慄。

我翻到後頁，老教授在第二堂課所說的話：「看著自己的身體慢慢萎縮至死，是很可怕，但這也很可喜，因為我有充分的時間說再見。不是每個人都如此幸運。」我對他說，老教授的正面思考值得學習。我們莫名其妙染病，這已是無法改變的事實，但換個角度想，真的，並不是每個人都有充分時間，能跟身邊所有的人一一道別。

我們熟識的一個朋友，在退休未久突然撒手人寰。身子骨一向硬朗、曾登頂聖母峰的他，只不過到醫院裝個心臟支架，卻陷入昏迷，老婆和孩子哭斷腸。我想起若干年前，同事的先生加班回來，在晚餐前小睡片刻，結果卻一覺不醒。「他怎麼這樣不負責任，一句話都沒交待就走了。」女同事摟著念幼稚園的小兒子，眼神空洞、充滿怨懟的口吻，我至今仍印象鮮明。

生命的分分秒秒，流轉著生老病死，誰能倖免？無常和明天競走，不知哪個會先到？猝死，讓人招架不住，剎那間，天人永隔。或者我們該慶幸，還有時間和親愛的人話別，不必留下遺憾。

不再怨天尤人，不再哭天搶地，擺脫多愁善感，學會逆來順受，日子倒也平順過。即使現在的他，手不能握，腳不能行，坐在高腳背的輪椅上，依然能夠指揮若定。從梳洗、如廁、沐浴更衣，甚至剪髮、掏耳朵、刮鬍子、清鼻屎，由我這個全職看護亦步亦趨貼身侍候，完全複製他平常的習慣。

「辛苦了，老婆。」每晚睡前，他必重覆這話，不厭其煩。老夫老妻這麼多年，他從來都吝惜對我吐露半句甜言蜜語，是突然開竅了？還是感念我的不離不棄？我不想深究，但滿心歡喜。

天氣晴朗時，兒子會開車帶我們兜風，他在後座好整以暇東張西望，一下又閉目養神。「真好，有子承衣缽，由前線退居到後方。」三月陽明春曉、五月油桐花開、七月山中避暑、秋到士林官邸賞菊、十二月觀楓紅，他一個也沒錯過。雖然疾病帶來大不便，可是也給兒子一個成長機會，我們一家人的心更靠近了。

有時幫他灌食，他還會幽我一默：「今天主廚濃湯比較鹹哦！」愛說笑，食物未經味蕾也知鹹淡？看我手腳俐落的消毒胃造瘻傷口，他嘖嘖稱奇，說我已有專業水準，以後可以到醫院兼差代班。有一次攙扶他上床，一不小心雙雙跌落在地，「喂，華爾滋怎麼跳成滑鐵盧？」他忍著疼痛，不忘調侃我，害我好不容易才使出吃奶的力，噗哧一聲又軟化了。果然，真如西藏諺語所云：「能解決的事，不必去擔心；不能解決的事，擔心也沒用。」生病已成定局，除了平心靜氣等待奇蹟，老是愁眉不展也無補於事。換句話說，身體上的疾病並不可怕，最怕的是連心也病了，那就鐵定沒救。

每當協會有新病友與家屬加入，總是哭哭啼啼宛如世界末日，看到我們居然還能談笑風生，都覺得不可思議。其實，從面對它、接受它、處理

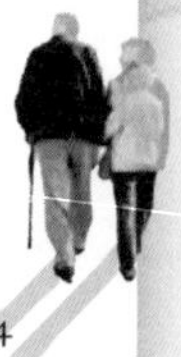

它，到放下它，我們也走了這許多年。無論多麼深沉的痛苦，在努力掙扎下，都會過去的，到最後終於變成一種泰然自若。

多年前到澳洲農莊旅遊，車行半路拋錨，天色已近昏暗，讓我心驚不已，他牽著我手緩慢前進：「別怕！別怕！天暗下來，星星就亮了。」一過沒多久，猛一抬頭，哇，真的是滿天星斗，好像伸手可及，在都會長大的我從沒見過這番景致。那是第一次，我一點也不畏懼黑暗，因為他不斷在我耳邊說：「天愈黑，星星會更亮哦。」我相信他，無論如何，都會陪伴他一起走過這生命的幽谷。

如果看得開一點，悲傷自然就少一點，即使心在滴血，也要面帶微笑，為了不讓所愛的人憂心，我們必須如此。病中四年，深切體悟到，你我都只是大樹上的一片葉子，時候到了，會枯萎，會飄落，無須太過執著，記得我們曾經熱烈的活過。

# 「班傑明的奇幻旅程」總是讓我哭

不管人生像班傑明逆向著活，
或者像平常人按部就班的歷經生老病死，
其結果是一樣，最終都會步向死亡，
沒有人能讓時間永遠停格在生命最美好的那一刻，
所以能牽手時，就要緊握，曾經精采的活過，此生也就無憾了。

我們最後一次進戲院，看的是布萊德彼特主演的「班傑明的奇幻旅程」。進場坐定未久，他即不停扭動身體，好像喬不出一個舒適的姿勢，如坐針氈，黑暗中，他湊近耳語：「我受不了，我要出去。」說完，毅然起身。

影片已開始，一臉皺巴巴的八十歲老嬰兒，被棄養在養老院。聽著畫外音正敘述著：「我是在不尋常的情況下誕生的。」我實在捨不得移開視

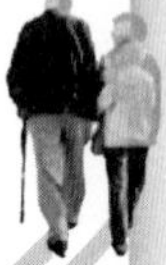

線，不想錯過，卻又擔心隻身徘徊在外的他，於是，旋即也摸黑出去。

他站在戲院門口，神情落寞。「妳瞧，我全身上下肌肉抽搐個不停，怎麼看電影？」他顯得好無助。不久前，他才被診斷出罹患罕見疾病，晴天霹靂，萬念俱灰，成天在家哭天搶地，坐立難安，我的心情也跟著低落到極點，後來提議到二輪戲院看電影轉換情境，他無異議，片子也是他挑的。

等他肌肉跳動稍緩，我們重回戲院。銀幕上的布萊德彼特愈活愈年輕，在人生的中點，和青梅竹馬的女主角相遇，深情款款說：「我們終於趕上彼此的腳步。」正沉浸在那一片濃情蜜意的氛圍中，他突然像觸電般彈跳起來，轉身就走，許是肌肉又不安份的抽搐了，我趕緊尾隨在後。就這樣，進進出出數回合，一部片子看得七零八落。

最後，女主角陪著班傑明，走完人生最後一刻，看著嬰兒的他躺在摯愛懷裡安眠，我們不禁淚流滿面。他很憂傷的對我說：「我得了絕症已經夠悽慘了，還要看這種悲情電影。」我無言以對。不管人生像班傑明逆轉著活，或者像平常人按部就班的歷經生老病死，其結果是一樣，最終都會步向死亡，沒有人能讓時間永遠停格在生命最美好的那一刻，難道，不是皆大歡喜的快樂結局，都叫悲情嗎？

罹病之初那段日子真的很煎熬，我們馬不停蹄到處求診、接受各種心理治療、也和其他病友與家屬接觸，才慢慢領悟出，不管罕見或常見疾病，都只是疾病的一種。患了絕症，並不意味馬上就要告別人世，也許我們還有很多時間，來得及做很多事，就像片中那個黑人媽媽說的：「你永遠不知道，人生的下一步會發生什麼事。」那麼，何不收拾起悲傷情緒，坦然接受既定事實，走一步算一步。

雖然他現在已癱瘓在床，不便出入戲院觀賞電影，但拜第四台不停重播老片所賜，我們終於能把一部片長近三小時「班傑明的奇幻旅程」從頭看完，跟隨著班傑明歷經一場異於常人的奇幻旅程，而不管看幾遍，當影片結束，兩人皆老淚縱橫。

為什麼會對這部電影情有獨鍾？因為這是我們最後一次進戲院所看的片？還是它劇情不落俗套？主角演技純熟精湛？故事寓意深遠、耐人尋味？或者它上檔，正是我們心靈最脆弱時，才會如此深深觸動著心底那根

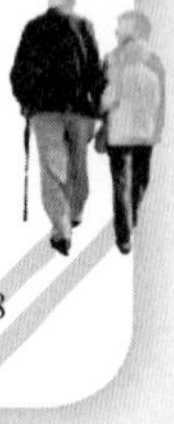

最易感的細弦。

有好幾句經典台詞，我們都印象深刻。那個彈著一手好琴的老人語重心長的說：「我們註定要失去生命中最愛最重要的人，不然我們怎麼知道他們對我們有多重要。」還有那個船長在海上戰爭身亡前說的一段話：「你可以像瘋狗那樣對周圍的一切忿忿不平，你可以詛咒你的命運，但最後一刻來時，你也只能輕輕放手。」

是的，好怨，好恨，好不甘心，但又能如何呢？我們無法婉拒疾病上門、無法留住青春、長生不老。夫妻之間再怎麼濃烈的愛，有一天也是得輕輕放手，這是凡夫俗子的宿命，所以能牽手時，就要緊握，曾經精采的活過，此生也就無憾了。

# 因為愛，所以勇敢

人，總是走過千山萬水之後，再回首，
才看得清生命風景的虛實與輕重。
生老病死，就像四時輪替、像花開花謝，
再自然不過，沒有人能躲得過。
假如生命不死，誰還會去珍惜光陰？珍惜身邊所愛的人？
我的悲傷一直存在著，從不曾刻意隱瞞或逃避，
因為我知道，悲傷的源頭來自於愛，只要還有愛，便無法避免悲傷。

當醫生宣判五十六歲的老公身染絕症，無藥可醫，我幾乎癱軟在地。C太太適時抱住了我，像在絕望中抓住一根浮木，我抽抽噎噎哭訴著，眼淚鼻涕齊發，將她前襟弄濕了一大片，「沒關係，難過就哭出來。」她輕拍我背，細聲安慰。

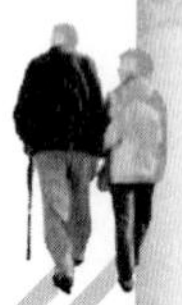

然後，她帶我到病房看她躺了十多年、一動也不動的漸凍人老公。全身癱瘓，口不能言、食不能嚥，僅靠呼吸器維持一息尚存。C太太挽著我，以雲淡風清的口吻說，她有一雙極為優秀的兒女，不幸的是，都遺傳到這種病症，她每天馬不停蹄往來丈夫與孩子間悉心照料，餘暇還不忘做公益。前不久，她證實罹患乳癌，正在積極化療中。

我驚訝不已，倏然止住了淚水，本來覺得自己像個沒鞋可穿的可憐蟲，卻不料碰上一個沒有雙腳的人，我怎麼還能理直氣壯的抗議老天不公？對於加諸在C太太身上這些接二連三的種種磨難，我直言問她可曾有怨？「怨天尤人，於事無補。」她露出一絲苦笑：「不要氣餒，不要放棄，總會有活路的。」

可是前途茫茫，我看不見路啊！儘管現代醫學一日千里，仍有許多疑難雜症讓名醫也束手無策。這段日子，我陪伴老公四處求診，只要還有一線希望，絕不輕言放棄，而他，眼睜睜看著手腳急速退化，吃喝拉撒都漸漸力不從心，他開始心慌：「我究竟還剩多少時間？」他頻頻追問醫生。

醫生沒正面回答，卻逕自說起自身故事。他阿公也是醫生，在三十幾歲行醫時，被病人感染疾病過世。他老爸是遺腹子，阿媽守寡近七十年，一百零五歲辭世，在世時每每看到阿公遺照，就恨得牙癢癢的，為什麼他這麼年輕有為，意氣風發，而自己滿臉皺紋，垂垂老矣，實在相去甚遠，氣得把遺照甩在地上。醫生嘆口氣，語重心長：「人，不是活得愈高壽，就愈快樂。」

「請問醫生，我到底還可以活多久？」他對醫生的家族故事興趣缺缺，只想知道答案。「你想要活多久，就能活多久，你有充裕的時間。」他認為醫生在敷衍了事，或者只是在日行一善。

我們回娘家稟告我父母，肝癌末期的媽媽還在掙扎下床，他已雙膝跪地、淚流滿面：「我患了不治之症，也許很快就死了。謝謝媽媽生養這麼好的女兒，給我當老婆。」他再三言謝，媽媽老淚縱橫，八旬老父也跟著哭成一團。

結婚逾三十年，這是我第一次聽見他傾吐如此露骨的肺腑之言，我們都是保守而內斂的人，從年輕到老，愛並不是那麼容易說出口，然而，他說：「人之將死，其言也善，有些話再不說，也許就沒機會了。」他要我

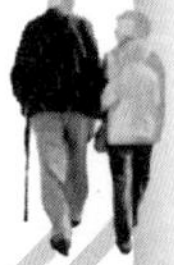

相信，心中已無任何怨懟，只有滿滿的感恩。

既然來日無多，不如與親朋好友來個生前告別吧！他一時興起，就催促我趕緊聯絡相關事宜。我們都已退休，朋友幾乎失聯，親戚也早就不相往來。我很想像往常嘻皮笑臉對他說：「朋友不過三兩個，熱線幾分鐘就講完，何需大費周章？」但是看他一本正經的樣子，話到喉頭又嚥回去。

我陪他去拜訪昔時舊友。朋友都不年輕了，有的雖在含飴弄孫，身體也多少出現小病痛，更甚者一樣痼疾纏身。再聚首，閒話當年，不勝唏噓。臨走時，互相擁抱道珍重，千萬叮嚀：不要讓「多聯絡」三個字變成只是一句客套話，下次把酒言歡又不知是何年何月，其實我們都心知肚明，知心老友只會愈來愈少。

和他居住同一城市的三姐，平常各忙各的，鮮少往來。這回姐弟再見面，始知三姐夫也病得不輕，讓他對一向自掃門前雪的行徑感到羞愧萬分。驅車回南投老家，洗腎的二姐顫巍巍開門相迎，又是一番未語淚先流。二姐夫早已作古多年，年邁又生病的二姐，也曾度過好長一段孤苦無依的日子，而那時忙於工作的我們，根本無暇伸出援手給予太多慰藉。想到自己先忽視了手足之情，他又是一陣面紅耳赤。

感恩與告別之旅的最後一站，是他工作了二十年的工廠。那時無預警的倒閉，讓他氣憤填膺，咒罵不已，如今再度登臨這廢棄之地，看著四周荒煙蔓草，心裡卻遙想起那曾經有過繁花似錦的風光歲月，不禁悲從中來。就連老闆那副尖酸刻薄的嘴臉，如今想來，都有一點淡淡的懷念。

人，總是走過千山萬水之後，再回首，才看得清生命風景的虛實與輕重。原來，自己曾經擁有那麼多，親情、友情、愛情，沒一個漏失，他說，此生足夠矣。現在看待生老病死，已不會那麼畏懼了，就像四時輪替、花開花謝，再自然不過，沒有人能躲得過。他病後，體悟更為深刻，經常在我耳邊叨念：「別害怕失去。」無常才是正常，假如生命不死，誰還會去珍惜光陰？珍惜身邊所愛的人？他要我別太憂心，一切聽天由命吧！

臥病至今整整四年，比他預期活得還要久。只是很難想像，眼看著自己一天天接近死亡，是什麼滋味？特別是這種很接近很接近死神、卻故意無視它存在的感覺，到底是怎樣呢？我想他內心一定每天都在天人交戰。

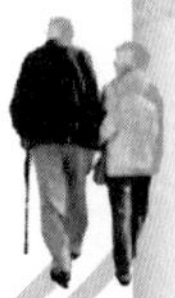

我的悲傷也一直存在著，從不曾刻意隱瞞或逃避，因為我知道，悲傷的源頭來自於愛，所以，只要還有愛，便無法避免悲傷。我們常在夜深人靜抱頭痛哭，但天亮之後，繼續若無其事過日子。我從來都不是個勇敢的人，但是為了愛，我必須勇敢，一肩挑負起照顧者的責任，像C太太一樣，咬緊牙，包容生命所有的苦難，勇敢的活下去。

# 不想出門的理由

有時對兒子的盛情邀約難卻，只好勉為其難答應被帶出場。

出門一趟，實在大費周章，需天時地利，還祈望腸胃不要從中作梗，

他愈病愈見膽小，我則愈老愈怕麻煩，所以我們愈來愈安於室。

不想出門的理由很簡單：不怕一萬，只怕萬一。

他生病至今四年半，除了初期手腳尚靈活，可到處趴趴走，現已許久未在江湖走跳。深居簡出是我們目前生活寫照，但有時兒子盛情邀約，感念他的孝心，不好推卻，只好勉為其難答應被帶出場。

不管在哪用餐，都得接收旁人眼底投射出的質疑目光：明明未到七老八十、手腳外觀看似尋常，怎麼卻無力端碗舉箸、起身挪位呢?尤其造訪口耳相傳的美食餐廳，事前未打探清楚，居然未設無障礙空間。為滿足口腹之欲，更不想敗興而歸，兒子只好揹起三十五公斤的他賣力爬上台階，

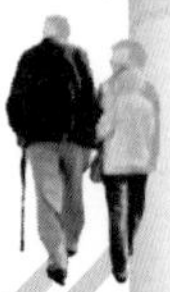

我則迅速將輪椅摺疊拎起、全身披披掛掛（他的帽子、外套、氣墊座、蓋毯等等）尾隨在後，走沒兩步便氣喘噓噓。

偶爾，也會碰上這種尷尬場面。「你跟我阿公一樣老嗎？不然為什麼坐輪椅？」率性的小孩開門見山就丟下連串問號。「媽咪，那個人又不是貝比，怎麼還要人家餵？」害羞的小孩躲在媽媽身後，聲音壓得低低的提問。

事實上，他早已採用胃造廔管灌食，即使面對山珍海味，也只有吞口水的份。我卻以小人之心揣測，唯恐他聞香傷感，大廚上菜，總以小口餵食，讓他在嘴裡品嚐一下滋味再吐出。此舉若被周遭大人視之，儘管心有疑慮，也是悶不吭聲，但對童言無忌，我們唯有一笑置之。

有次碰到隔桌是正在牙牙學語的小奶娃，一邊心不在焉被媽媽餵食麵條，一雙清澈大眼目不轉睛瞪著他，她小腦袋瓜肯定是這樣想：「哈哈，原來這個人跟我是同等級的。」然後偏著頭，逕自咯咯笑開來，還會裝鬼臉逗弄他。

小奶娃可愛模樣，讓他也忍不住回應她擠眉弄眼，一老一小就在大庭廣眾下，公然眉目傳情。過不久，他轉頭對我說：「妳想，我能夠活到看見兒子成家、孫女出世嗎？」沒等我開口，他又自我解嘲：「算了，還好沒有小孫女，要不然妳要先餵飽哪一個？先幫哪一個擦屁屁呢？」說得我心頭好不酸楚。

還有一次在新公園裡，他腸躁老症頭來了，我趕緊推至殘障廁所，不料卻吃了個閉門羹，流浪漢的家當堆放在門口散落一地，裡頭傳來高亢的男高音，洗得正舒暢呢！他整張臉憋得通紅，又不肯屈就隨我到女廁，除了忍，別無他法，忍不住，就只好一瀉千里了。

久居陋室，有時好渴望陽光親吻，但出門一趟，實在大費周章，需天時地利，還望腸胃不要從中作梗。他愈病愈見膽小，我則愈老愈怕麻煩，所以我們愈來愈安於室。不想出門的理由很簡單：不怕一萬，只怕萬一。

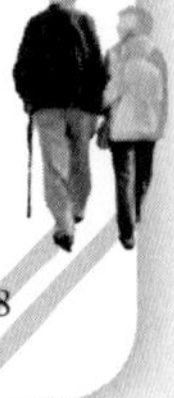

# 我也當上了老闆娘

「別再逞強，請個幫手吧！不然妳會比姐夫先掛掉。」
妹妹們從好言相勸到下最後通牒，我才如夢初醒。
就這樣，阿蒂從台中北上，
她有印尼人難得的高個子，虎背熊腰，
以新娘抱三十三公斤的他，完全不費吹灰之力。

我太高估自己了，小看他瘦到三十三公斤的重量，以為使點力，就可輕而易舉抱起他，直到我們經常演出「多爾袞（多在地上滾）傳奇」，兩敗俱傷，他摔到呲牙裂嘴，我跌個四腳朝天。我甚至天真的以為他夜不成眠時，我可以陪著通宵達旦不寐，直到接二連三昏倒住院，才知身體已不復當年勇，上了年紀還是要遵從「卡早睏卡有眠」的健康守則。妹妹們從好言相勸到下最後通牒：「別再逞強，請個幫手吧！不然妳會比姐夫先掛掉。」我才如夢初醒。

經濟非最大考量，我只是不喜歡外人入住家中，但如今箭在弦上，不得不發。於是我試著打電話給仲介，她劈頭就對我說：「如果外籍看護不小心懷孕，妳不能趕她走，還要供她吃住，這是她的人權哦！」我瞠目結舌：「那我的人權呢？難不成我還得幫她坐月子？她照顧我老公，我照顧她兒子？」仲介在電話那頭噗哧一聲笑起來：「這不是我說了算，勞委會規定的。我現在手上正好有一位，妳要不要承接？」我看見老公在一旁使眼色，把頭搖得跟貨郎鼓似的。

見我久不答腔，仲介自以為是揣測著：「妳是不是嚇壞了？」還真被她不幸言中，我趕緊對她說謝謝再聯絡。老公大膽假設，仲介這麼迫不及待的推銷，又把醜話說在前頭，莫非她手上那個外籍看護已珠胎暗結？不由得我們想入非非。

我轉往協會求援，她們介紹一家勞委會評鑑成績為A級的仲介公司給我，我將上述問題不恥下問，「外籍看護若懷孕，已不適任工作，我們自會帶走，公司規範很嚴。」仲介小姐的回答讓我一顆忐忑不安的心稍稍平

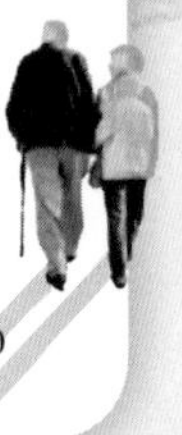

復，總算找到一家正派經營。

就這樣，阿蒂從台中北上。她的前雇主阿媽往生，還剩二年半期滿。我的條件很簡單，只要她抱得動病人就夠了。阿蒂有印尼人難得的高個子，虎背熊腰，以新娘抱三十三公斤的他，竟完全不費吹灰之力。

在獨自照顧老公四年半之後，二〇一三年四月一日愚人節，我也當上了老闆娘。

# 我是外傭的臺傭

明明多了個幫手，卻不見輕鬆，
足足五十一天，我做了近百個便當，
絞盡腦汁變化菜色，卻是吃力不討好。
還聽見埋怨的聲音：「老闆娘煮的菜不夠鹹。」差點昏厥過去。

老闆娘初體驗，老前輩笑彎腰，明明多了個幫手，卻不見輕鬆，病友家屬沛倫媽媽聽我娓娓道來之後，嘲笑我是「外傭的臺傭」。

阿蒂來我們家半個月，老公就住進忠孝做牙齒根管治療。足足五十一天，我親手做了近百個便當，絞盡腦汁變化菜色，卻是吃力不討好。因為道聽塗說醫院有些外籍看護很會摸魚，買便當常捨近求遠，唯恐阿蒂也有樣學樣，不如防患未然。何況住家離醫院不遠（步程二十分鐘之內），既然自己也要吃喝三餐，為兼顧衛生及營養，還是費點心思洗手做羹湯。

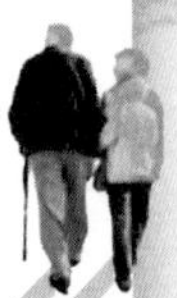

五、六月的台北，氣溫飆到三十五度稀鬆平常，買菜、切洗、在悶熱的廚房蒸煮炒炸，然後在太陽底下快步行走，汗如雨下。到達醫院，一陣沁涼迎面撲來，又直打哆嗦。阿蒂穿著大外套，接過便當馬上大快朵頤，我坐在老公床邊，比戴呼吸器的他還要喘，卻依稀聽見埋怨的聲音：「老闆娘煮的菜不夠鹹。」差點昏厥過去。

同房另兩位外籍看護，照顧氣切病患經年累月，深得家屬信賴，經常處於無政府狀態，得閒便呼朋引伴到外頭大採購。阿蒂吃著我做的少油少鹽便當，眼睛則盯著她們桌上琳瑯滿目的食物，垂涎三尺，我只好三不五時買些甜點炸雞零食飲料，給她慰勞解饞。

阿蒂隔周休一天假，早八晚八。她愛到臺北車站揪團嚐美食、瘋狂掃貨，每次都大包小包滿載而歸。展示戰利品時，換同房那兩位外籍看護流露傾羨的眼光，阿蒂相當享受這種虛榮，於是更變本加厲。時常見我提著便當姍姍而來，丟下一句：「老闆娘來了，我要去逛街。」之後便以迅雷不及掩耳之姿人間蒸發，個把鐘頭後才會再度現身，手邊又是好幾袋大人小孩衣物。看在她愛女心切、又努力促進臺灣經濟繁榮的份上，實在不忍苛責。如果不是那天她惹毛我，我也許就這麼放任她一路逛下去。

事情是這樣的：同房兩位外籍看護習慣在晚餐前沖澡，阿蒂耳濡目染也跟進，然後三個洗得香噴噴的外籍看護，會湊在一起吃飯聊天。我那天傍晚與垃圾車有約，所以中午早早就送上兩個便當。趕到醫院時，阿蒂的不悅明顯寫在臉上。老公說她已在耳畔叨念許久，意指我太晚來，耽誤到她梳洗時間。我聞言勃然大怒：「醫院限水嗎？七點不能洗澡？八點不能洗澡？」我的聲調愈拉愈高，咄咄逼人。阿蒂沒看過母老虎發威，嚇得連聲說對不起。

之後，她乖巧了幾天，又按捺不住那顆一直想出外蹓躂的玩心，她幾度向耳根子較軟的老公試探，老公故意回絕：「我作不了主，我也怕老闆娘。」看來那天我不計形象的反派演出，必然讓她心驚膽寒，但總得有人扮黑臉吧！我當仁不讓。

雖然外籍看護離鄉背井，助我們一臂之力照顧病人，當以同理心相待。但根據沛倫媽媽經驗之談，雇主千萬不能太婦人之仁：「所謂軟土深掘，小心她爬到你頭上。」的確，新手老闆娘尚有許多要學習之處，在此感謝諸位老前輩的傾囊相授。

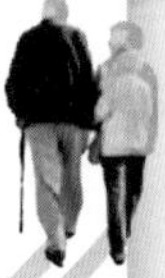

# 生命總會有活路

「奇蹟不是不可能發生，除非它來叩訪時，你不在家。」

他說這話時，我看見老公眼眸燃起了一絲希望。

因此，我們改變主意了，要痛痛快快活在這紅塵十丈裡，等待奇蹟叩訪。

我那莫名其妙染上罕病的老公邀約共赴黃泉，我一向以他馬首是瞻，當然願意愛相隨。他說，病榻歲月長，何苦拖著垂死的臭皮囊硬撐？既然無藥可醫，不如早點解脫，黃泉路上有知心相伴，也比較不孤單。社會版上一樁樁怵目驚心的人倫悲劇：老翁殺久病妻後自戕；怕拖累女兒，癌母上吊亡；父帶智障兒跳海……現在病夫憨妻相約尋短的劇碼，也要在我們家上演。

既然主意打定，總要把最後一堂水療課上完，為這個夏季畫下一個美麗的休止符。大概是因為有了決斷，我們和復健師突然有種相見恨晚的惺惺相惜。復健師侃侃而談自己三十不到，人生正要起步卻發現罹癌，當時心有諸多不甘。在醫院治療的過程中，無意間看到年僅五歲的小女孩，全身插滿管子，而她的人生還沒開始呢！他難過得流下淚來，人要怎麼跟老天計較？醫師原斷言他活不過兩年，如今事隔七、八年了，他仍活得好好的，正歡天喜地迎接第二個孩子到來。

「奇蹟不是不可能發生，除非它來叩訪時，你不在家。」他說這話時，我看見老公眼眸燃起了一絲希望。

我們在醫院認識的一個老朋友總是精力旺盛，年過七旬仍當著志工，且樂此不疲，而且常到各大學校和監獄演講。有次在醫院碰到，見她頂著一頭漂亮棕髮，禮貌上讚美她兩句，誰知她將自己正在接受癌症化療，的狀況全盤托出我們一時不知如何答腔，望著她匆匆離去的背影，內心激動不已。

後來聽友人轉述，她老公已在醫院已躺了十幾年，她那一雙極優秀的兒女也都遺傳到家族疾病。這下我們更是目瞪口呆，她怎麼還能平靜度

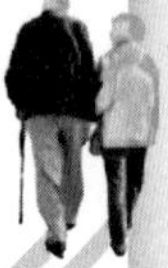

日？難道不痛心疾首？不怨怪老天爺把不幸都留給她？竟還有閒暇餘力去獻身社會公益……我們的種種疑慮，都在她一句「不要輕言放棄，生命總會有活路的」得到釋懷。

只要不放棄，就有一線生機，既然有死的決心，當然更有活的勇氣，尚未出戰就豎白旗投降，絕對是懦夫行為。我們改變主意了，要痛痛快快活在這紅塵十丈裡，等待奇蹟來叩門。

# 下輩子當筷子好了

「那麼，下輩子我們當筷子好了，永遠成雙成對。」他向我承諾。

也好，做人難，難做人，總是苦於求不得、

避免不了愛別離、甩脫不掉怨憎會，

不如筷子自在，從頭到尾甜酸苦辣一起嘗，誰也別想離開誰。

「但是不能當免洗筷，用完即丟，找不到原來的另一半。」

我說，他笑了。

他說站不起來了，我不信，死命的拉扯他下床，攙扶他站立，然而一鬆手，他馬上癱軟在地。我再試一次，又一次，額頭上的青筋忍不住一條條暴漲了起來。從沒有一個時刻，我這樣痛恨自己的無力，痛恨他的不配合，汗水與淚水交融，濡濕了整張臉。聽見他頻頻喊痛，我仍不肯罷休，我心底是否還奢望他像年輕時的玉樹臨風呢？也許。我就是不要他這樣氣

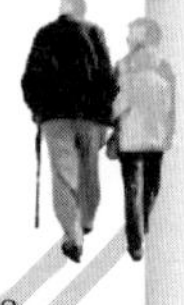

若游絲的癱在床如一灘泥，但是他說：回不去了。

二〇一一年，我的漸凍人老公成了輪椅一族。手先廢，然後是腳，接下來呢？老天曾賦予他健全四肢，加上他後天保養得當的五臟六腑，現在一樣樣都要追討回去。「如果我在不算老的年紀就溘然而逝，不能在妳身邊相陪守護，妳一定要原諒我。」他趁著聲音還未被剝奪，不只一次對我表白。

「這算什麼？」我總是把頭別過去，不讓他見到我噙在眼眶裡的晶瑩：「說好要照顧我一輩子，想臨陣脫逃？你這個不負責任的男人！」我歇斯底里的大吼。

三十幾年的夫妻情份，豈能如此輕易化整為零？「那麼，下輩子我們當筷子好了，永遠成雙成對。」看我泣不成聲，他再次向我承諾。也好，做人難，難做人，總是苦於求不得、避免不了愛別離、甩脫不掉怨憎會，不如筷子自在，從頭到尾甜酸苦辣一起嘗，誰也別想離開誰，「但是不能當免洗筷，用完即丟，找不到原來的另一半。」聽到我這麼說，他會心一笑。

於是，年過半百的柴米夫妻，相約來世，許下好卑微的小小心願。

一直以為，我們會這樣平平順順牽手走下去，走到路的盡頭，如果有人半途先行告退，那也應該是我，因為我從來都小病不斷，而他一向自豪百毒不侵，連三高都不曾找上門，尤其他父母都在八十八歲時壽終正寢，家族遺傳的長壽基因，向來是他最津津樂道的。

當他五十六歲那年，無意中發現手掌虎口凹陷，加上經常肌無力，難免惴惴不安。我取笑他退休後閒來無事，老是疑神疑鬼，並一口咬定那只是他逃避洗碗的藉口，但為求心安，還是陪他四處求診。

剛開始，醫師言詞閃爍，讓我們心存疑慮，換一家醫院，卻被診斷出頸椎壓迫到神經，需馬上開刀治療，頸椎手術非同小可，趕緊再訪名醫，看是否另有解決之道，誰知得到的又是另番說辭，本以為應是年歲增長隨之而來的老毛病吧，怎會演變成疑難雜症，而且群醫眾說紛紜？我們開始惶惶不可終日。

半年來，跑遍大台北好幾家醫院，甚至遠征到基隆，每每踏進醫院，心裡還存在一絲絲希望，一旦步出醫院，則像墜入無底深淵，遠遠的被這

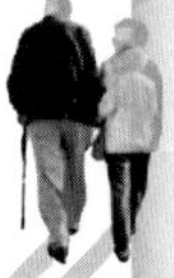

個世界所遺棄。

二〇〇九年六月十五日，那個名列百大良醫的醫師面無表情對我們說：「漸凍人，確定是漸凍人，無藥可醫。」他頓時臉色發白，我則語無倫次：「會不會診斷錯誤？要不要再重新檢查？」差點雙膝跪地哀求。醫師相當肯定：「沒錯，沒必要。」一字字強而有力撞擊著我們脆弱不堪、不堪一擊的心，踉踉蹌蹌走出醫院，兩個絕望的靈魂在炙熱的太陽底下抱頭痛哭。

日子在無語問蒼天中匆匆流逝。這時他症狀已經很明顯了，體重直直落，肌肉漸萎縮，從原先六十六公斤消瘦到三十三公斤，等於把一個人活生生劈成兩半。面容憔悴，瘦骨嶙峋，與生病前的意氣風發，簡直判若兩人。

一夜之間愁白了頭，不是神話，一向注重門面的他從此拒絕染髮，任憑一頭蒼茫如雜草叢生，左鄰右舍皆認不出他，還以為是我生病的老父來家裡叨擾。他也不再穿著有色彩的衣服，因為心田已是一片荒蕪。常常呆坐在落地窗前好半天，不言不語，心情眼眸則落在遙遠的萬里天際。臉龐蒼白毫無血色，側看輪廓變得很突出，像極羅丹雕刻刀下的「沉思者」，彷彿就要坐在那裡一生一世了。

萬事皆休，萬念俱灰，一場病，把所有的自信心都啃蝕得屍骨無存，他向來都是天不怕地不怕，難道他懼怕死神召喚？我問他。他幽幽的說，不久將來，他會四肢癱瘓，吞嚥困難，喪失語言能力，甚至呼吸肌無力，到最後全身上下只剩兩顆眼球可以轉動，和一個神智非常清楚的腦袋，想到此，渾身就顫慄不已，他坦承內心有太多的惶恐不安。

然後他帶我到忠孝醫院祈翔病房，那裡躺著一個個動彈不得的漸凍人，喉嚨上穿孔，連接一根管子呼吸；三餐用灌食，再也嚐不到食物的美味；無法與外界溝通，把心靈層層疊疊封閉起來；他們一動也不動，像億萬年形成的化石，兩眼無神望著天花板，看不出喜怒哀樂的表情。「死並不可怕，怕的是這接踵而來的退化過程，我怕我會招架不住，我怕我會拖累全家人，」他垂頭喪氣：「好殘忍的病症，天底下怎會有這種慘絕人寰的病？而我雀屏中選。」

不想要走到那個地步，不想要這麼狼狽的死去。他邀我共赴黃泉，報

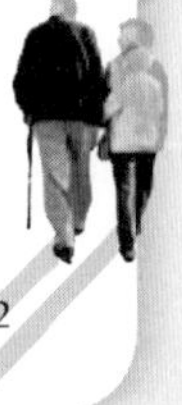

上不是經常刊載：老翁砍殺久病妻、老父悶死智障兒……病榻歲月長，是無止盡的折磨，與其留在人間受苦受難，不如早點解脫。我考慮再三，好不容易下定決心追隨，他旋即反悔：「我太自私，怎會有這種念頭？妳還有美好、幸福的後半輩子啊！」

怎麼可能？自他病後深居簡出，我每天愁腸百結，常沒來由的感到孤單，是的，好孤單。幾十年了，已經習慣與他同進同出，如今看路上儷影雙雙，唯獨我形隻影單，好不惆悵。下雨天，少了一個幫我撐傘的人；到市場買菜，也不再有人接手分擔；偶爾外出晚歸，想到以前多少溫馨接送情都已成絕響，不禁悲從中來；而不管我有多傷心難過，不管我流淚滿面，在我眼前的他，都無法再伸出手來觸摸我，為我拭擦頰上的淚痕。

這樣的日子，我豈有幸福可言？

有一次我在廚房通水管，不小心被清潔劑強鹼灼傷眼，痛到呲牙裂嘴，他要我趕緊到附近眼科掛急診，我摀著眼大叫：「看不見路怎麼去？」他聲音有點哽咽：「對不起，我已病入膏肓，無法陪妳去，妳要學習堅強。」我就這樣孤單一人在車水馬龍的街頭閉眼狂奔，心裡一直如是想：如果被疾駛的車子撞死也好，至少看不見他最後狼狽的下場，就不會那麼心痛了。

可是我安全抵達醫院，醫師立即沖水洗滌我眼，那水量充沛汩汩而入，但哪比得上我一直奪眶而出的滾滾淚珠呢？那一刻，孤單的感覺又襲上心頭，以後它勢必取代枕邊人，如影隨形與我相伴。我一生的依靠倒了，他不可能再站起來，我不斷對自己說：要堅強，要堅強，他只有妳了。想到此，肩頭萬斤重，心有千千結。

也許，以前真的是太幸福，安於他為我撐起一片天，我可以在底下悠哉遊哉過日子，以為那就是理所當然，當然會天長地久，殊不知有一天幸福也會負氣出走。人總是這樣，擁有時，常不自覺，驚覺時，已不再擁有。原來我在乎的不是下雨天少了一隻撐傘的手，而是好想念好想念和他並肩走過每一個濕淋淋的場景。

事隔多日，又因板機指去動個小手術，我緊張得渾身顫抖，醫師要我下回請親朋好友陪同，今日暫且作罷。我不知哪裡來的勇氣，深深吸一口氣，伸出手掌，一副慷慨赴義的口吻：「來吧！我不害怕了。」他說過，

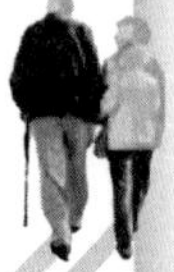

沒有人會陪你一輩子，每一個人都要獨自通過害怕這個關口，當面對老病或死亡來臨時，才能超越它，他也一直在努力，我豈能輸他？何況，我的小恙，和他的病痛比起來，真是微不足道，如果我不夠勇敢，又怎能和他一起對抗他那來勢洶洶的病魔？

既然，盲眼闖車陣都能安然無恙，被強鹼灼傷也沒有留下什麼後遺症，相信老天一定是要賦予我更偉大的使命。所以，他病中這四年半，吃喝拉撒睡完全由我這個未滿四十五公斤的老妻一肩扛下。我是他的眼，天天為愛朗讀；我是他的手，每晚為他沐浴更衣；我也是他的腳，用輪椅推他到任何他想去的地方；儘管他如風中殘燭，在熄滅之前，我們都要緊緊相依。我別無所求，只願上天能再多賜給我們幾個朝陽，讓我們共同送走落日餘暉。

那日，讀到莊子之妻亡故，反而鼓盆而歌，不帶悲傷之色，眾人皆訝異，好友惠施更是大加責備。他有感而發對我說：「哪天我走了，妳也不要太過悲傷。」什麼時候他已不再怨天尤人？什麼時候他成了莊子信徒？視生死如春秋代謝，如自然興衰起落。莊子認為，死亡只不過是回到了最初的本貌，與天地萬物齊一罷了，為什麼活著的人就應該為死去的人哀痛逾恆，何不鼓盆而歌？

「那麼，你大限之日，我將聞雞起舞。」我開玩笑說。

「那也要找得到活雞才行。」他這樣消遣我。

其實，凡人豈有莊子那種超脫世俗之上的豁達胸襟呢？悲傷哀慟在所難免，因為我們會捨不得、放不下、忘不了。然而回頭想想，緣起緣滅，自隨天命，強求不得。當因緣聚合時，付出真心惜緣，緣盡時，互相善了因緣，如此便不會因為緣起緣滅這麼正常的事，而讓自己陷入無止盡的悲傷。我們曾在彼此年輕的歲月裡，留下美麗的印記，心中當充滿無限感恩，也相約來世成為一雙永遠愛相隨的筷子。現在能夠活在當下，於願足矣，應該要感謝老天的厚愛才是。

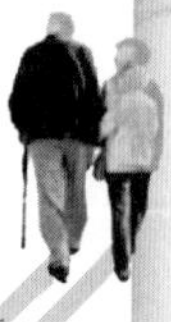

# 下次，我想吃德國豬腳

對肌肉萎縮患者來說，要長個幾兩肉，還真是難上加難，
主中饋的煮婦雖有賢慧之心，卻不得其門而入，
趁住進醫院的當兒，趕緊跟營養師討教增肥秘方，
他體重慢慢在回升，雖然緩如牛步，但至少是黑暗中的一線曙光。

大家都說增胖容易減肥難，但對肌肉萎縮的漸凍患者來說，要長個幾兩肉，還真是難上加難，主中饋的煮婦雖有賢慧之心，卻不得其門而入。採用胃造廔灌食兩年，他的皮包骨依舊，身上不見一丁點肉，大腿比膝蓋骨還纖細，小腿瘦到與身長不成比例，為他沐浴更衣時，實在目不忍睹。

病友們經常互通有無，大部分灌食都採多種類魚肉蔬果，蒸熟後，與堅果、米飯一併放在果汁機裡打爛，三餐之外，並搭配亞培等商業配方，有的家屬乾脆讓病人和全家吃同款菜色，不另外調製，只是多了一道攪打

過程。但別人即使養不胖，也不至於像他這樣瘦骨嶙峋，我自認已盡心盡力，卻不知哪個環節出問題，絞盡腦汁也思索不出個所以然。

今年四月住進忠孝，他每日被灌食六餐，外加兩包高蛋白粉和果汁，一個多月竟胖了三公斤，讓我喜出望外，趕緊跟營養師討教增肥秘方。營養師為他量身打造的菜單如下：生鮮食材如五穀根莖類南瓜、山藥、馬鈴薯或地瓜擇一即可，蔬菜類胡蘿蔔、菠菜、綠花椰、大蕃茄同樣擇一，加上魚肉雞蛋，最重要的鹽跟油不能遺漏；另外加入八種粉末食材：高蛋白粉、高鈣脫脂奶粉、黃豆粉、糙米粉、啤酒酵母粉、糖飴、粉飴、芝麻粉（核桃或杏仁），混合打成流質，一天製作七杯，共一千七百五十CC，提供足夠熱能，這才是讓他長肉的癥結所在。

出院後，我謹遵醫囑，不敢大意。現在，他的體重正在慢慢回升，雖然緩如牛步，但至少是黑暗中的一線曙光。每天吃得飽飽，營養充足，加上益生菌奏效，敏感的腸胃終於妥協，體力好多了，他也試著從嘴巴品嚐被遺忘許久了的食物滋味，即使是兩小片餅乾、一塊布朗尼，都吃得津津有味，心滿意足，甚至還打趣說下次想大啖德國豬腳呢！

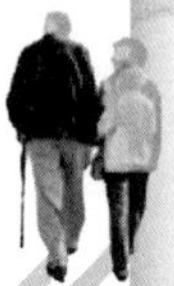

# 健保是我們的靠山

「台灣健保真是一大德政，生病了才深深體驗到。」

他逢人便說健保的好話。

天有不測風雲，人有旦夕禍福，我們都不知道無常什麼時候會降臨，

但是有了健保，要跨過生病的那個坎，腳步便不致太沉重。

初為人婦時，婆婆已近古稀，骨刺與痛風多種慢性疾病纏身，之後輾轉病榻十六年，進出醫院成家常便飯。那是健保還沒有開辦的年代，龐大的醫療費用讓阮囊羞澀的小夫妻差點反目成仇，最高紀錄曾經一個月支付十二萬元，每日汲汲營營四處奔波兼差攢錢卻像付諸流水，縱然千金散盡，婆婆的病況也毫無起色。

眼見事母至孝的老公蠟燭兩頭燒，日益消瘦，我鼓足勇氣，帶著忸怩愧色懇求醫師：「可不可以……可不可以不要那麼努力的救活她？」醫師

怔了一下，旋即疾言厲色對我說：「救人是醫師的職責，只要病人還有一口氣在，我就必須救。」我吶吶的紅著臉無言以對，高高在上的醫師豈知人間疾苦，無法體會一毛錢逼死英雄好漢的無奈。

婆婆百年之後，過兩年政府實施全民健保，由全民互相分攤風險，讓民眾不會因貧困而無法就醫，同時也加強了對重大傷病患者的醫療保障。我們除慨嘆婆婆生不逢時，也惋惜這個德政姍姍來遲，否則這場擺盪在親情與理性之間的拉鋸戰，也不致三方皆墨。

每個月在薪資單上扣除勞健保，政府與資方各有部分承擔，對升斗小民來說，並不會造成太大負荷，而我們從來也沒想到有一天會成為受益人。

五年前老公被診斷出得了罕見疾病，醫師透露雖無藥可醫，但若服用一種法國進口藥物「銳力得」，即可有效減緩病情惡化，初聞言，一則歡喜一則憂，彷彿又要重蹈多年前覆轍，那段苦不堪言的醫病歷程，只是這回我的老戰友已無法與我並肩作戰，他病了，而孩子們的事業才剛起步。醫師許是看透我臉上不經意流露的不安，一面和顏悅色安慰我：「銳力得

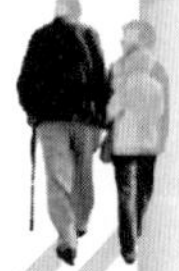

一盒要價上萬，不過，前幾年已通過健保給付，別太擔心。」

健保果然幫大忙，與婆婆生病時我們東湊西湊醫藥費，每天搞得焦頭爛額、身心俱疲，實在不可同日而語。這個月，剛拆封第五十六包「銳力得」盒裝，正好與他目光交纏，想的應是同一件事：單是這味藥，荷包就省了六十萬，遑論其他？

前年三月，老公住進忠孝醫院動胃造廔手術，對面病房的康太太也是。明明手術很順利，康先生卻一臉愁容，不停在走廊踱方步，我試探問他何事煩憂？他完全不避諱在陌生人面前自剖心事，他說老婆五個手足中，已有三個確診是這種家族遺傳病症，所以他非常為自己三個兒子憂心，寢食難安，唯恐哪天又爆發出青天霹靂的噩耗，讓他招架不住，而且為照顧病妻，他無法出外工作，最小的兒子才念小學，這條路究竟要走到什麼時候才會柳暗花明？

每個病友背後似乎都有一段傷心往事，我也愛莫能助，只能學著醫師的口吻加以慰藉：「不過幸好有健保，進口藥不必自費，住健保房也不用花錢。」此言一出，康先生竟激動起來：「如果健保沒給付，昂貴的藥吃不起，也許我們就會知難而退，認命的在家等死。」

然而，若是不吃藥，讓病情急轉直下，是否會造成日後遺憾呢？即使吃了藥，仍眼睜睜看著心愛的人緩慢的遭病魔一步步蠶食，何嘗沒有錐心之痛？現代醫學這麼發達，仍是存在許多莫名其妙的疾病，讓群醫也束手無策，也難怪康先生在痛心疾首之下，這麼口不擇言了。

有一次和醫院志工張媽媽聊起，她述說老公在四十六歲那年發病，病了十四年過世，迄今十二年了，往事歷歷在目，清晰如昨。原本她老公堅持不氣切，但看到五個月大的孫子，旋即反悔，一心求死、不想拖累家人的決心又動搖，答案反反覆覆，醫師給他們三個星期時間考慮，這期間，張媽媽暴瘦好幾公斤，生死一線間，要怎麼決定呢？要趁尚未病入膏肓時，接受安寧緩和醫療？還是動氣切手術？從此躺在病床不能言語、四肢動彈不得，但意識很清楚的苟活著？最後張媽媽還是尊重老公決定。

「初期銳力得還未通過健保給付，呼吸器、氧氣機也都要自購，還有抽痰管、尿布……」林林總總，即使一家子節衣縮食，也難以支付男主人日積月累的醫療費用，張媽媽坦承那段日子過得很煎熬。以前買藥和醫療

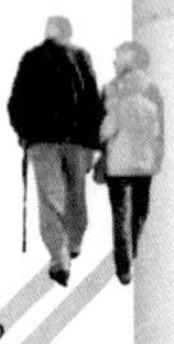

用品單據，她都隨手放入床頭櫃，老公死去多年後，她將之倒出整理，拿計算機姑且算它一算，居然金額高達五百多萬，當年足夠買樓了，「幸好後期也有享受到健保福利，才不致走到山窮水盡的絕境。」兩相比較下，才知有健保真好，讓重大疾病患者減輕好多負擔。張媽媽追憶過往，早已雲淡風輕、春夢無痕，一再奉勸我要感恩惜福。

今年四月，老公又因病住院，同病房有位趙姓太太，陪先生來開胃造瘻手術，同時也是第一次戴上呼吸器。對於另一半四十歲不到就患病，她感嘆有點措手不及：「他長得人高馬大，身體一向健康，怎會沒來由染上這種絕症，真想不透。」我們一見如故，經常在病房內交換照顧心得，她正就讀國一的女兒放學後總會來到病榻前與老爸深情對望，我聽見她低聲撫慰：「別擔心，我們是低收入戶，政府補助很多，爸爸住院治療，健保也都有給付。」是啊！健保是我們的靠山，相信很多錢關都能迎刃而解。

我也聽過曾移民加拿大的病友周先生有感而發。他發病時，當地醫師同樣開出「銳力得」，但一包要價六、七萬台幣，他嚇得退避三舍。「臺灣的健保真是一大德政，生病了才深深體驗到。」周先生逢人便說健保的好話。

健保就好比銀行存款，急需時所提領的救命金，就是從前自己一點一滴的儲蓄。它安穩可靠，而且不惜做賠本生意，提供的利息收入，遠遠超乎想像。天有不測風雲，人有旦夕禍福，我們都不知道無常什麼時候會降臨，但是有了健保，要跨過生病的那個坎，腳步便不致太沉重。

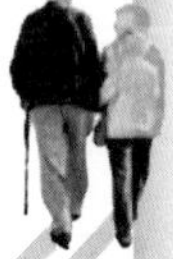

# 若是深愛，請放手

醫院裡的生死拔河，每天搬演不同戲碼，
也許死亡不是最壞結局，痛苦的活著才是人生最大悲哀。
「如果深愛，必然不忍妳受苦，相信妳也不願我活受罪。」
他求我答應：
「哪天我必須走了，妳要捨得放手。我會在終點站等妳。」
這是我們最後的約定。

四月中，老公住進醫院，為了一顆小小的蛀牙。

那天，印傭將他抱上治療椅，他頭一仰，沒幾秒鐘，臉色發黑，氣喘不過，小診所牙醫嚇壞：「他是戴呼吸器的病人？為什麼不早說？」我心裡嘀咕著：就是不想捨近求遠，大費周章呀！但牙醫卻堅決表示，為安全起見，須有呼吸治療師一旁待命，隨時急救，人命關天，不可輕忽。於是我們只好轉往大醫院就診。

病房裡很多熟面孔。靠窗的阿公年近九旬，一動也不動躺在這裡十年了，他女兒拿著初生嬰兒照放在他眼前，「阿爸，這是你的曾孫女，可愛吧！你若歡喜，眨一下眼睛。」多年來他們一直靠這種方式溝通。阿公時常不明原因發高燒，數度病危，又被救活，他女兒告訴我，曾試著要求醫師放棄治療，但被她兄弟橫加阻擾，嚴厲指責：「老爸最疼妳，妳卻一心要他死。」她只好眼睜睜看著高齡老父，拖著病體苟延殘喘，卻無能為力。

另一床的陳先生也氣切了八、九年，因長期臥床，百病叢生，高血壓、糖尿病、憂鬱症、失眠、便秘、褥瘡……日日飽受病魔摧殘，苦不堪言。那天陳太太在溝通版上拼出他的話：「我，後，悔，活。」她突然痛哭失聲：「當初他決定氣切，堅持要活，現在出爾反爾，那我這十幾年來，變賣家產、足不出戶、細心照料算什麼？」陳太太抽抽噎噎的說。陳先生兩眼空洞，面對老婆句句穿心的指控，他無從辯駁，有苦說不出。

隔壁病房的張先生也是舊識，這次來做氣切手術。他曾信誓旦旦表示：「我絕不氣切，讓生命毫無尊嚴在病床中虛度，苦了自己，也累慘妻

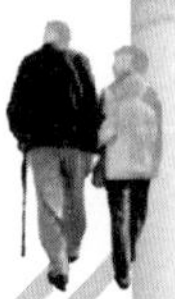

兒。」但當面臨抉擇那刻，他呼吸不過來，差點窒息，便緊抓醫師的手請求相救。張太太見到我，眼淚止不住的流：「十五分鐘氣切手術，可能換來他十幾二十年如植物人般臥床，但我能說不嗎？當生死一瞬間，誰不害怕？沒有事到臨頭，大家都只會說場面話而已。」卻見張先生的表情不像認同，他眉頭深鎖，滿臉愁容，我很想問：「剛從死裡逃生，為什麼還如此憂傷？」莫非和陳先生一樣，也後悔了？

發病近五年的老公尚有說話能力，從前他一直認為「如果插管能延續生命，為什麼不？」就算病程走到最後，全身動彈不得，但腦袋清醒，終歸是活著。直到老爸因譫妄症住進臺大醫院，醫師在無意中檢查出他同時是大腸癌末期，老爸堅持「不插管、不急救」，轉進安寧病房，我們姐妹哭得淅瀝嘩啦，他老人家則氣定神閒：「我要到天上和妳們老媽相會，應該高興啊！」為人子女縱有萬般不捨，也唯有含淚成全。

醫院裡的生死拔河，每天搬演不同戲碼，也許死亡不是最壞結局，痛苦的活著才是人生最大悲哀。老公的態度在無形中軟化，萬一選擇氣切，會不會有天也跟陳先生、張先生一樣後悔莫及？

經一番深思熟慮，他主意已定。唯恐我在關鍵之日來臨時驚慌失措，面對「救與不救」兩難煎熬，不如現在就簽下他的〈安寧緩和醫療暨維生醫療抉擇意願書〉。「如果深愛，必然不忍妳受苦，相信妳也不願我活受罪。」他求我答應：「哪天我必須走了，妳要捨得放手。每個人終歸要孤獨走上這條路，我會在終點站等妳。」這是我們最後的約定。

至於身後事，他完全不在乎，簡單就好。「失去我，妳會傷心、難過，但不要太久，生活要趕緊回歸正軌，好好活下去。」他叮嚀再三，並對我坦然剖析：「大兒子沉著冷靜，百年之後喪葬雜事可託付他全權處理；小兒子乖巧感性，定會好好代我照顧妳後半輩子。」此外他還未雨綢繆，為我設想周到：「將來男大當婚，妳若怕寂寞，可搬回娘家與未出嫁的妹妹同住，彼此作伴。」

他一一列舉交待，從容而淡定。我忍住淚水，靜心聆聽。偶爾目光相接，心靈相通，無瞋無怨，已無罣礙。

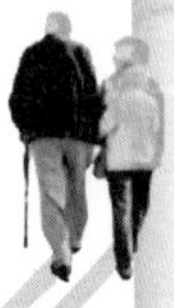

# 我家也有馬蓋先

兩人被鎖門外，他向我借髮夾一用，三兩下就把門打開，
我忍不住揶揄他，莫非以前從事闖空門行業？
還有一次在澳洲旅館，我一時想不起行李箱密碼鎖號碼，
他不慌不忙拿出那把萬能瑞士刀，神乎其技的運用自如，
一會兒工夫，又被他不小心搞定了。

二十多年前，臺視有部經典影集「百戰天龍」（MacGyver）風靡全台，男主角馬蓋先身手矯捷，足智多謀，靠著一把多功能瑞士刀，或利用身邊順手可得的小東西，總能化險為夷，完成許多不可能的任務，成為當時四、五年級生的偶像英雄。我很慶幸，馬蓋先對我而言，並非虛構人物，也沒有遠在天邊，而是我可以觸摸到的真實，因為我也嫁了一個馬蓋先。

我的馬蓋先在年輕時可是游泳健將和桌球好手。我們都酷愛旅行，有

一次在馬來西亞度假村，人高馬大的老外下戰帖單挑桌球，他不過小露一手，就把對方打得落花流水，贏了好幾杯免費雞尾酒。在峇里島海邊，他讓旱鴨子的我趴在浮板上，然後拉到較深處，叫我把頭往水面下探，看到成群結隊的熱帶魚在眼前游來游去。那種幸福的感動，讓我當場喜極而泣。

我們的個性南轅北轍，他聰明而理智，我則一向迷糊，卻也相濡以沫這許多年，只有他，才能容忍我這種永遠少根筋的舉止行徑。曾在溪頭投宿小木屋，散步回來，才發現兩人被鎖在門外，不好意思跟櫃台拿備份鑰匙，他向我借頭上髮夾一用，三兩下就把門打開，我忍不住揶揄他，莫非以前從事闖空門行業？

還有一次在澳洲旅館，我一時想不起行李箱密碼鎖號碼，急得滿頭大汗，他不慌不忙拿出馬蓋先那把萬能瑞士刀，神乎其技的運用自如，一會兒工夫，又被他不小心搞定。我學著馬蓋先的口頭禪：「帥啊！老皮！」把老皮改成老鄭，大大讚揚他一番。

結婚三十多年來，已經很習慣他隨時陪伴在身邊，為我撐起一片天，誰知世事難料，我的馬蓋先莫名其妙染上絕症，像大樹一樣應聲倒下，讓我頓失依靠，生活白癡的本性更表露無遺。「如果今天生病的是妳，我一定可以為妳做更多事。」他如是說。我點點頭，深信無疑。

日前幫他沐浴時，熱水器再度凸槌，他認定是接觸不良，要我將它拆卸修理。於是，在他一個口令一個動作下，我一個門外漢拿著尖嘴鉗客串水電工，摸索著熱水器內的電線、電路板，沒多久竟恢復正常，他露出「孺子可教」的滿意笑容。

我的馬蓋先，即使是生了重病的馬蓋先，青絲熬成白髮的馬蓋先，仍是我佩服得五體投地、帥呆了的偶像。

# 請叫我瑪麗亞

他突來便意，我十萬火急召喚阿蒂，
她回應一聲「喔」，卻未移動尊駕，
他說快憋不住，我二度呼喊，她再次「喔」一聲，依然文風不動，
直到他忍無可忍，終於一瀉千里，阿蒂才姍姍來遲。

他又住院了，在低溫大雨強風三箭齊發的二〇一三年歲末。

在醫院看他的檢驗報告，醫師告知：「鈉離子一百二十九，偏低，再下去恐會陷入昏迷……」我趕緊飛奔回家打包行囊。阿蒂見狀，眉開眼笑，四月他住院，她陪在醫院時結交許多同是外籍看護的麻吉，現在又可朝夕相處，怎不喜出望外？

阿蒂果然如魚得水。才安頓好病人躺下，就迫不及待穿梭左鄰右舍宣告她到來。「這是〇〇送的橘子。」「〇〇請我吃蛋糕。」阿蒂很得意向我

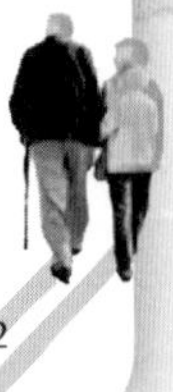

炫耀她的廣結善緣，但我無心理會。躺在病床的他苦著一張臉，一下五天無法解便，疏通後，一日連拉四、五次肚子，「便意」像不定時炸彈，隨時引爆，令人措手不及。

那天，阿蒂吃完我做的愛心便當，在浴室清洗碗筷，他突來一陣便意，我十萬火急召喚阿蒂，她回應一聲「喔」，卻未移動尊駕。他說快憋不住，我二度呼喊，她再次「喔」一聲，依然文風不動。直到他忍無可忍，終於一瀉千里，阿蒂才姍姍來遲，遞給我洗淨的便當盒。她做事從來不分輕重緩急，總是我行我素，而且個性強硬，相處的這九個月期間，我已向仲介多次反映，「下一個不見得會更好，將就用吧！」仲介說。於是忍氣吞聲、得過且過，眼看他愈來愈依賴她，她更是有恃無恐。

有一晚阿蒂洗好頭，皺著眉對我說：「這洗髮精，不好，我用不習慣。」那是兒子出國帶回的飯店洗髮精，國際連鎖威斯登集團品牌。阿蒂真不識貨，我搖搖頭，誰知她仍堅持己見：「飯店的，都不好。」正欲辯駁，他開口打圓場：「妳回去拿家裡的洗髮精嘛！」他視而不見我杏眼圓瞪的表情，繼續說：「阿蒂今天跟護理人員幫我挖肛門大便，真難為她，妳要不要滷一鍋滷味犒賞她？」

我聽了心裡頗不是滋味，這難道不是她職責所在？我整天忙進忙出，哪有閒工夫細火慢燉？在寒風刺骨、台北累積雨量創百年新高的那夜，我拖著疲憊的身軀步出醫院，半路上，不常穿的環保短靴突然開花，一拐一拐回到家，兒子探頭問候：「老媽回來了。」我沒好氣的：「對，我是老媽子，以後請叫我瑪麗亞。」

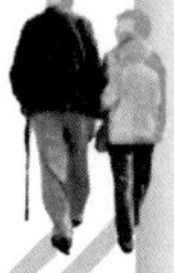

# 感恩現在所擁有

不在乎失去多少，只感恩現在手上還擁有的。
這是劉老師所要傳達給我的生活理念。
當我把一切痛苦都放下，不再計較得失，
我看見幸福一直都在，從未遠離。

初識劉老師，正是我最茫然無助時。

當醫師確診五十六歲的老公罹患罕病，世界瞬間毀滅。雖然明知生老病死如四季遞嬗一般天經地義，只是沒料到來得如此唐突，令我們措手不及。因為無藥可醫，除了坐以待斃，似乎沒有第二條路可走。醫院志工建議我找劉老師一談，我以為是心理諮商，一見面就毫不避諱全盤托出，甚至口出怨言：「太不公平了！為什麼是我們？」說著說著，眼淚鼻涕齊發，將她胸前浸濕一大片。

她輕拍我背，細聲安慰，等我哭夠了，她帶我到漸凍人病房，一個高大身形癱瘓在床，整張臉無力的垂靠在枕，嘴巴已無法閉合，不時有口水流出。劉老師說，他靠著呼吸器和灌食用的管子在維持生命，全身上下唯一能動的僅有左眼。即使如此，熱情的靈魂仍不甘被囚禁在僵硬的軀殼中，每日利用溝通板，在眨眼之間已完成數本著作……語氣滿是驕傲，然後她俯身親吻他的額頭，回眸對我說：「這是我結婚四十多年的老公，躺在這裡十幾年了。」我驚嚇得說不出話來。

然後，我們到各病房探視其他病友，劉老師一一介紹，如數家珍。

蔡媽媽的兒子在三十歲發病，原是前途大好的電腦工程師，正準備與女友步入禮堂。這一病，婚結不成，工作也丟了，教職退休的蔡媽媽被迫中止環遊世界夢想，從臺中北上租屋就近照顧，一家四口分隔兩地。蔡媽媽在人前一直都笑口常開，從不輕易洩露她椎心之痛的秘密，因為她知道，兒子絕對比她更痛。

住板橋的康先生，一口臺灣國語，笑說即使陷入絕境，也絕不會燒炭自殺。老婆的五個兄弟姐妹中，有三個已發病，家族遺傳機率之高，讓他

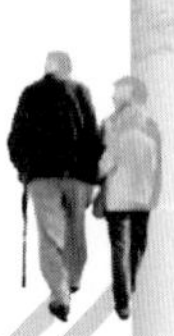

對自己三個兒子的未來，不免憂心忡忡，深怕老天不長眼，又來個萬一，但孩子尚年幼，可不能讓他們在這種深切的愁苦中成長，會長不高的，所以他經常在病房裡耍寶，逗樂大家，也試圖掩飾他那顆忐忑不安的心。

還有劉太太，先生四十不到就倒下，女兒剛上國中，雖淪為低收入戶，倒也安貧樂道，偶爾到牛肉麵攤洗碗打工，掙了點錢就來老公病榻前炫耀一番，「病人已經夠苦了，不能再增加他們負擔。」識字不多的她，說起話來頭頭是道，劉老師給她一個大大的擁抱。

每個病友家庭，都有各自的辛酸史。離開病房後，我悄悄收拾起憂傷神色，怨天尤人無濟於事，只會讓日子更加難過，倘若靜然於心，或許可以海闊天空。「太不公平了！為什麼是我們？」我不再說這話，因為他們每個人都比我更有理由向老天抗議。

劉老師一直都很忙，忙著安慰初聞噩耗、哭天搶地的新進病友；也忙著安撫長期臥床、情緒欠佳的老病友，她還抽空走訪監獄及學校演講，以老公的文字創作和自身經歷，鼓勵遭逢人生劇變的人，要勇敢走出生命的幽谷。

後來在無意中得知，劉老師的一雙兒女也同樣遺傳了這種家族疾病。最令我震驚的是，她不久前發現罹癌，目前化療中。我匆匆趕赴醫院，找到了她，像多年前她在我心情低落時，給予最溫暖的擁抱，我要回報她。對於老天接二連三賦予她的諸多苦難，我為她感到忿忿不平，她卻用充滿感恩的口吻：「其實我還有個大兒子幸運逃過一劫，我的化療也很順利，可見老天爺還是很厚愛我。」她非但沒有一絲怨恨，反而誠心誠意的心存感激。

不在乎失去多少，只感恩現在手上還擁有的。這是劉老師所要傳達給我的生活理念。當我把一切痛苦都放下，不再計較得失，我看見幸福一直都在，從未遠離。

# 其實你不懂我的心

我們兩人四手忙個不停，我調侃他是最高指揮官，一點不為過，
對我們這兩個老少天兵指揮若定，五分鐘可以下達十二道指令，
儘管已經盡心盡力服侍，還是被罵到臭頭，
顯然，十四個月朝夕相處貼身照顧，
外傭已比大老婆更能讀懂他的心思。

阿蒂隔周休假，她盛裝打扮出門後，便由我這個超級臺傭代班上陣。近日我右手使用過度，肌腱發炎苦不堪言，兒子自告奮勇代老媽服其勞，要我在一邊涼快，充當花瓶即可。

二〇一四年五月中，他因胃出血住院。過兩天，阿蒂休假，兒子帶著幾本閒書來到醫院，笑說無聊時可以派上用場。這是那一天的實況轉播：

三十三公斤的他鎮日喊痛，即使戴著呼吸面罩，也不時傳來痛苦的呻

吟。坐也不是，躺也不成，像個一刻不得安寧的過動兒。兒子抱他上床，讓他左右翻滾一下，喬他最舒適的姿勢，然後他說：「前腳伸直一點。」我和兒子面面相覷，又不是兔子，前腳是指左腳或右腳？兒子跟我使眼色：「你們老夫老妻這麼多年，妳應該聽懂他的通關密語吧！」於是我自以為是的抬起右腳，聽見他生氣喊著：「笨蛋！」我趕緊放下，換左腳，這二分之一的機率都猜錯，看來我今日運氣不佳。

「把我手搭在肩上。」側身躺在床的他命令著。兒子問哪隻手？他狠狠的瞪大眼：「躺右邊，當然是右手搭在左肩，笨蛋！」母子倆都是笨蛋，這家人還真慘。

躺沒幾分鐘，他說要坐起，又是一番折騰。輪椅坐太前端，他身子往前傾搖搖欲墜；坐太後面讓他靠著氣墊，卻說如芒刺在背；扶手太硬，他手擱著不舒服；墊上軟被，手肘又頻滑落；將他兩腳抬上踏板，不小心兩膝對撞，他痛得哇哇叫，破口大罵：「白癡，比阿蒂還不如。」突然覺得好委屈，淚水在眶裡打轉，我忍不住反唇相譏：「那你去娶她好了。」兒子竟噗哧一聲笑出來。

他一下說空調太強，全身包裹得密不通風，沒一會兒又渾身冒汗，趕

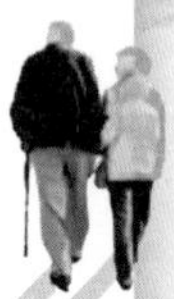

緊寬衣納涼。時不時頭皮癢、鼻子癢、耳朵癢，連眉毛也跟著湊熱鬧。我們兩人四手忙個不停，我調侃他是最高指揮官，一點不為過，對我們這兩個老少天兵指揮若定，五分鐘可以下達十二道指令。中午，他灌食完畢，看我們好整以暇享用便當，依然不改指揮官本色：「你應該先吃青菜。」「這滷肉看起來很鹹，去用開水涮一下。」我和兒子只好畢恭畢敬喊著：「是的，長官！」

一整天就在他軍令如山下執行大小任務，兒子帶來的閒書原封不動被晾在一旁，好不容易熬到晚間八點，救星滿載而歸，飢腸轆轆的我們如釋重負辦理交接。這十四個月以來朝夕相處貼身照顧，外傭顯然已比大老婆更能讀懂他的心思。我這般盡心盡力，卻被嫌棄到一無是處，感覺有點悲哀。兒子安慰我，病人依賴外傭，自然不敢太得罪，但經年累月承受身體病痛，情緒總要有個宣洩的出口，最親近的人當然首當其衝，口不擇言在所難免，怎能把他的話當真？

「明天，老爸就會自知理虧跟妳道歉了。」兒子鐵口直斷。

於是，笨蛋二人組豁然開朗，相偕到牛排館大啖遲來的晚餐，為下一個代班日儲備體力。

# 幸福的滋味

那加了蜂蜜的優格，輕輕滑過他舌尖，
甜中帶酸的滋味，是如此快樂著他的味蕾，
我看見笑容從他嘴角盪開，漸漸形成一彎向上揚的弧，
小小優格法力無邊，可比一桌滿漢全席更讓他得到無限滿足。

二〇一四年五月中，他又因胃出血進廠維修，我在醫院家裡兩頭奔波，血壓突然飆升到兩百多，體力不支應聲倒地。六月初端午佳節，我們分住醫院上下樓層，雖近在咫尺卻不便相見，只好低吟淺唱李之儀的〈卜算子〉：「我住『忠孝』頭，君住『忠孝』尾；日日思君不見君，共飲『忠孝』水。」其實老夫老妻沒那麼恩愛，之所以夫唱婦隨、長相左右，純屬巧合。

七月他出院後，一直嘟囔著藥石罔效，安眠藥起不了作用，每晚莫不

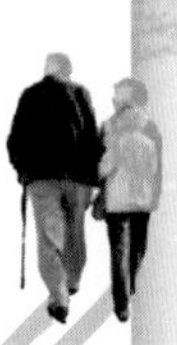

無理取鬧，我也跟著徹夜未眠，於是俗稱「皮蛇」的帶狀疱疹趁虛而入。我的身體單側從腰椎至腳底，均呈現一塊塊紅腫的叢狀水泡，灼熱難當，其癢無比，還不時神經抽痛，這下我可以感同身受他的痛苦了。尤其腳掌落地，怕水泡破裂，可說寸步難行。「皮蛇」纏身後，我對坐輪椅的他每道急急如律令，也較能以同理心看待。

病中歲月長，屈指一算，他已有三年未識食物滋味，每次幫他從胃造廔管灌食，他神情木然，無悲亦無喜，有一種認命的無奈，卻又按捺不住那顆對食物還存有一絲絲幻想的非分之心。看到電視上介紹美食餐飲，可以很強烈感受他猛吞口水的想望，所以，我們盡量避免在他面前大快朵頤。即使如此，香味撲鼻的誘惑，還是無孔不入穿透他罩著呼吸器的鼻腔裡，我連在家吃個重口味的韭菜盒，都要躲躲藏藏。

那天，他無意間瞥見我正在吃優格，怯生生問道：「可以給我吃幾口嗎？」我小心翼翼餵食他，卻無法避免被他插入鼻孔的呼吸器氣流所噴到，優格濺得我一身，如同電視廣告買蛋糕為兒慶生的父母，被突然打噴嚏的孩子弄花了臉一樣狼狽。但是，那加了蜂蜜的優格，輕輕滑過他舌尖，甜中帶酸的滋味，是如此快樂著他的味蕾。我看見笑容從他嘴角盪開，漸漸形成一彎向上揚的弧。小小優格法力無邊，可比一桌滿漢全席更讓他得到無限滿足。

也許，日子就是這樣了。目前看來是疾病佔上風，平安成了最卑微的請求，如果，煩心的事太多，多不勝數，那就別數了吧！生活中還是有一些小確幸隨手可得，像是優格的酸甜好滋味，在沉睡三年後重新被喚醒，失而復得的微幸福自然妙不可言。

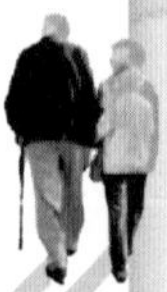

# 站在人生渡口的我們

既然謝天，就不該再怨天。
成也好，敗也好，愛也好，恨也好，得也好，失也好，轉眼皆成空，
這世間，沒有留得住的繁華，雖有足夠失落，
但也不可忘了感恩曾經擁有，
人生沒有過不去的坎，總有一天這些痛苦都將過去，只留下美麗。

那天到門診幫他取藥，順便看之前的抽血檢驗報告。醫師眉頭緊蹙：「鈉離子一二九，偏低。」要我考慮一下，是否帶他前來住院治療？若再低下去，恐會陷入昏迷，有生命危險。

那豈不正中他下懷？是他朝思暮想、求之不得的理想死亡方式。罹患罕病五年多的他，面對來勢洶洶的病魔，早有棄甲投降的打算，不想再做困獸之鬥，若能在昏昏沉沉的睡夢中安然往生，是他所認定最高境界的大

圓滿。

從醫院走回家區區二十分鐘步程，我卻花了超過半小時。一步一思忖，心在矛盾交戰中。我能夠裝作若無其事，漠視醫師警告，讓他在毫不知情下，一步步邁向死亡嗎？我能夠擅自決定他人生死，即使是我結縭三十七年的另一半？即使他只剩一息尚存，每天都痛心疾首對我嘶吼著「不想活了」，我能把此話當真，而成全他的心願嗎？

當然不能，我會受不了日後良心譴責。

我還是選擇據實以告。雖然他現在已四肢癱瘓、骨瘦如柴，且二十四小時需仰賴呼吸器維生，昔日大男人趾高氣揚的銳氣盡失，僅剩垂喪頹敗，但意識尚清楚，在生死交關之際，他仍有權為自己爭取生存權。

這些年來，由於進出醫院頻繁，和許多同是漸凍人病友和家屬互相熟識。隔床陪伴的趙太太聞聲掀簾和我們打招呼，才多久未見，她面容憔悴許多。四十歲不到的趙先生原是身材魁梧的卡車司機，發病後，整個人像洩了氣的皮球，個把月就少掉二、三十公斤。猶記得一年前在醫院偶遇，他曾斬釘截鐵表示以後絕不做侵入性治療，這回感染肺炎住院，呼吸漸感

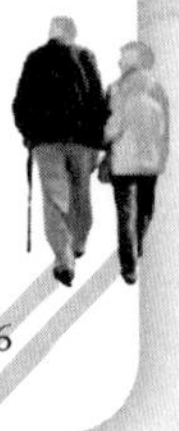

困難，便主動要求做氣切手術。

趙太太對我說：「我根本不贊成他氣切，氣切後，像植物人一樣，癱在床幾十年，他苦我也苦，可是如果不氣切，我們也許很快就天人永隔了。」趙太太流下無助的淚水。「十四年的夫妻情份，我怎捨得他離開？」她摀住臉，抽抽噎噎哭個不停。

那我們老夫老妻呢？豈不更難分難捨？其實，每對夫妻都一樣，相處久了，歲月的年輪在不知不覺中，已將彼此交融在一起。即使嘴上不再說著愛意，眼裡不再噴出熱情火花，但不可否認，他早就是自己生命的一部分。看他病榻纏綿，我們同樣有椎心之痛，都知道要捨得，要捨得放手讓他去，可是那需要多大的勇氣和決心呢？世間有幾人能有這樣的魄力？夫妻如骨肉相連，要硬生生將身上的皮肉和筋骨撕裂成兩半，任它血肉模糊，眉頭皺都不皺一下，真不是件容易的事。

傍晚時分，我到隔壁病房探視剛做完氣切不久的梁先生，他正蜷縮在床假寐，梁太太一臉木然坐在陪伴椅發呆。她坦承心事太多，睡眠太少，以致經常神遊太虛而不自覺。梁先生原先也是信誓旦旦對她表明絕不氣切，寧可慷慨就義，也不願苟延殘喘度日，可是那天他突然一口痰上不來，臉色發黑，被送進急診室，基於求生本能，態度大逆轉，便懇求醫師為他持刀氣切，好讓他能夠看見明天的太陽。

「為了他的病，我們已經山窮水盡，我把工作辭了，又請外籍看護，兩人合力照顧他，平常靠親朋好友接濟，日子過得拮据，還有孩子要養……」梁太太說得語無倫次，「聽說氣切後，再活個一、二十年沒問題，真的嗎？那我以後怎麼辦？」梁太太淚眼婆娑。

早知如此，何必當初？我的話哽在喉頭，又吞下去，她已經很茫然無助，何苦再落井下石？已不能言語的梁先生，用注音溝通版拼出對太太的歉意，最後再加了一句：「妳．拔．管．好．了。」梁太太氣得渾身發抖：「你這是叫我做殺人兇手嗎？」

沒有人想死。梁太太說，那一瞬間看到丈夫喘不過氣來，她也是想都沒想，就抓著醫師急急切切的請求相救，如果他死了，她會後悔沒救他，現在他活下來了，她又後悔救了他。心，為什麼這麼矛盾呢？

我希望我們不要走到那一天。

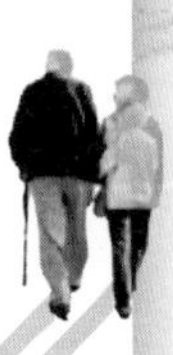

好幾次在病房外碰到那個門診醫師，心底隱約升起一股淡淡的哀怨，為何這麼多事，說他的鈉離子偏低，有致命之虞，如果不提出警告，也許今天我們還蒙在鼓裡過日子，不知死神躲在哪個角落伺機而動。但旋即一想，醫師雖有告知的責任，但最後取決權在我，如果我不全盤托出，他一樣蒙在鼓裡，醫師又能奈我何？我說了，是有點後悔，但不說，我會非常後悔。人，就是這麼矛盾。

他到底還是活下來了，再一次和死神擦肩而過，我應該要感恩醫師的細心問診和及時提醒。雖然他疾病侵身這麼多年，身體每況愈下，每天都得承受千刀萬剮般的痛楚，死亡是唯一救贖。我們的路似乎已走到絕境，就像站在人生渡口最後一次攜手，等待宿命將他與我的緣分重新安排。也許，一轉身就是陌路，我在眾裡尋他千百度，驀然回首，他卻不在燈火闌珊處。但在這之前，我都要緊握他的手，不想放開。

住院三周，好不容易把鈉離子提高到標準值，醫師交代我們隨時可出院。他沒有多大歡喜。治不好的絕症，也許三五天後，又會回來報到，有何欣喜可言？然而看到眼眶泛紅的梁太太，他還是忍不住牽動嘴角安慰兩句：「別太憂心，走一步算一步，天無絕人之路。」

我們又回到久違的陽光下。公園裡，花開花謝四時不斷，就像日出日落一般尋常，天地運轉，自有規律，再自然不過。人來人往，緣起緣滅，當年允諾牽手一生的伴侶，也許有天也會掉頭離去，萬般皆是命，要怎麼跟老天爭公道？實不應有太多計較。

我深深吸一口氣，忽聞他說，換個角度想，多虧這五年來，有法國研發新藥，減緩了漸凍病情快速惡化，否則活不過兩年就蒙主寵召；還好有健保紓解經濟壓力，讓負擔不致太沉重；去年還承接了一個差強人意的外籍看護來支援照顧，最重要的是，家人病榻邊無怨無悔的付出。真的不該再怨天，要好好謝天才是。

是啊！我附和著，既然謝天，就不該再怨天。這世間事，成也好，敗也好，愛也好，恨也好，得也好，失也好，苦也好，樂也好，轉眼皆成空，紅塵十丈沒有留得住的繁華。雖有足夠失落，但也不可忘了感恩曾經擁有，人生沒有過不去的坎，總有一天這些痛苦都將過去，只留下美麗。

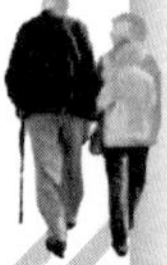

# 媽媽請妳要保重

和病人同床共枕，他夜夜呻吟，我還可當成是天籟美聲，
但每隔一段時間需大動作翻身，我豈能視若無睹？
長久以來典當睡眠的後果，自然百病叢生。

皮蛇轉身離去，針眼隨即報到。一隻眼腫兩粒包，上下各據一方，到眼科動刀，圖個一勞永逸，誰知沒多久，又如雨後春筍冒出三顆來，接「二」連「三」，煩不勝煩。醫師狐疑：「為什麼妳每天都睡眠不足？」黑眼圈事小，免疫系統拉警報了，還不自覺？我實在有口難言，和漸凍病人同床共枕，他夜夜呻吟，我還可當成是天籟美聲，但每隔一段時間的大動作翻身，我豈能視若無睹？典當睡眠的後果，自然百病叢生。

二〇一四年將盡，我被迫做了一項痛苦抉擇，和結縭三十七年的老伴分房睡，初期孤枕難眠，還會摸黑回老巢，個把月後才漸習慣，但有天夜

裡睡得正沉，阿蒂披頭散髮奪門而入：「老闆說睡不著。」當夜我因驚嚇過度，不敢再闔眼，從此睡眠總在半睡半醒間，因為要側耳傾聽隔房動靜，好先發制人。

聽說病友沛倫的媽媽近日心煩不已，印傭期滿將離去，申請的新人又不知能否適任？她憂心忡忡，引發全身酸痛。正好另一病友家屬素靜有喬遷之喜，我們同病相憐的三個女人在年終的午后相聚首、互相取暖。

素靜原居繁華的台北市區，一個月前才搬到三重大廈，在她家窗台前，居高臨下重陽橋畔無敵美景，看淡水河潮起潮落，鷺鷥成群淺灘覓食，我們一口口啜飲著咖啡，便自以為是優雅的貴婦了。素靜的先生劉伯勳始終微笑著一張臉，安安靜靜躺在電動床注視著我們，偶爾，目光也會移向窗外。

素靜說，她曾無故昏倒在地，至今梳洗不敢鎖門，怕有不測，且對人生突然有所頓悟：「我不要老公在往後的日子，繼續望著天花板發呆。」美景無價，晨昏、四時皆不同，充滿無限遐思，讓人心情愉悅，因此她寧願捨棄塵囂，不惜高額貸款，和屋主周旋許久，勢在必得。晨起，她會騎

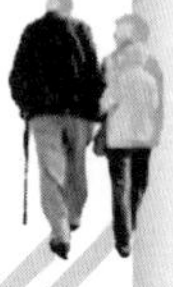

單車到河堤繞一圈，等華燈初上，百萬夜景登場，每一眼都足以忘憂。沛倫媽媽頻點頭稱道，心情開朗多了。

於是三人相約做個「三忘」女人：忘掉年齡、忘掉痛苦、忘掉流失成河的大把鈔票。雖然我們名為「不離不棄」，但決定先把自己顧好，再去照顧病人。「媽媽請妳要保重」，我們已經不年輕了，需有如此共識，彼此互勉。

# 思念總在分手後

阿蒂期滿走人，他依依不捨深情目送她離去，
仲介曾信誓旦旦保證一定會無縫接軌，
卻兩手一攤：「沒辦法，缺工。」
我欲哭無淚，真的很想念那個粗枝大葉的阿蒂。

二〇一五年八月二十八日阿蒂期滿離職。從眼角餘光中，瞥見他睜著一雙依依不捨的眼眸，深情目送她離去，時間是凌晨三點多，他沒有再闔眼，一下歸咎於安眠藥失效，一下又痛苦萬分嘟囔著膀胱快脹破，無法排尿。天亮後，忙送急診，裝上導尿管，一夜折騰，人仰馬翻。

近三年朝夕相處，他與阿蒂早就培養出革命感情，一個眼神交會，無須太多言語，即摸透他心思。人高馬大的阿蒂將他抱上抱下，不費吹灰之力，哪像我與兒子必須分工合作，一個負責上半身，一個扛起下半身，但

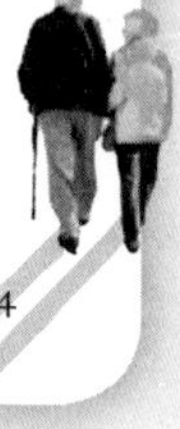

即使再怎麼小心翼翼，還是無法避免碰觸到硬梆梆的輪椅扶手，痛得他差點出口成「髒」。

兒子白天上班後，留我一人孤軍奮戰：整點翻身喬姿勢、兩、三個小時餵食一次，期間還要灌開水、磨藥丸、消毒傷口、擦洗身體，趁他瞇眼補眠片刻，火速趕往超市採買吃喝用品，內外兼顧，忙得昏頭轉向。最難熬的是夜深沉，好夢方酣時，一旦被叫醒數次之後，便徹夜難眠，以致混沌終日，腦筋不清。

阿蒂還在時，我們彼此分擔工作，輪流喘息，現在則是我一人獨挑大樑。尤其他無力解便，須由我自肛門挖糞，我的食指與中指在日積月累慣性動作下，都成了板機指，每天自不量力搬動他身體，腰椎也痛到不行。就醫時，醫師還打趣說：「妳的肌肉拉傷了，以後少提重物，別買大西瓜，買切片的就行了。」我也順勢回他，其實我每天效法陶侃搬磚，是準備進軍奧運女子羽量級舉重賽。

事實上，早在阿蒂離開之前半年，我們就曾問她是否願留任，但她堅決表示家鄉尚有幼女，不想再錯失為母責任。五月時，我續與仲介簽訂合約另覓新人，接洽的張小姐信誓旦旦保證一定會無縫接軌，然而在阿蒂走的前一晚，她送來機票，兩手一攤，以一副愛莫能助的口吻：「沒辦法，缺工，找不到人。」一言以蔽之，讓我欲哭無淚。

只好趕緊敬告諸親友幫忙代尋移工，也陸續探詢了十幾家仲介，果真到處缺工。時序進入十月，我已慌到狗急跳牆，在傳統市場、醫院附近、印尼商店，我像無頭蒼蠅一樣逢人便問，得到的答案卻是五花八門。

有位印籍移工大概需錢孔急，直接了當對我表示想兼差的意願：「我下午四點下班，再去妳那裡做。」搶錢一族，又行跡可疑，我馬上婉拒她，畢竟我要的是全職看護。

另一位則正好相反，不缺錢，但玩心重：「我要休假，可以每天去公園玩嗎？」還有一位表明她的理想志願：「我想照顧阿媽，健康的，不要阿公。」健康的阿媽何需照顧？可憐生病的阿公沒人要。

之後好不容易來了一個可承接的印籍看護，我們再三懇求她留下，但她看到他身上的胃造口和導尿管，嚇得退避三舍，旋即哭喪著臉：「我不要，我害怕。」膽子這麼小，怎麼獨當一面照顧病患？

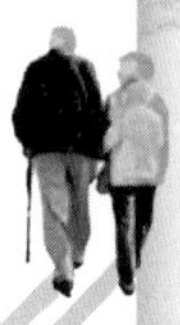

再來一個超有自信的，滔滔不絕說明更換工作的理由，因為上個僱主害她晚上睡不好覺，所以長了滿臉痘，她憤而離職。我告訴她，在我這裡恐怕也無法如願，她遲疑了一下，扭頭就走。

我開始想念阿蒂了，我不在乎她每天擺著一張臭臉、不小心打破碗盤卻宣稱不是她、打噴嚏從不摀住口鼻讓細菌滿天飛、滑手機滑到出神喊她也充耳不聞、藉口倒垃圾就順便到便利商店閒逛……其實這些都無傷大雅，她到底還是幫了我很多忙。

思念總在分手後，尤其在這「懷君屬秋夜」的季節，我真的很想念那個粗枝大葉的阿蒂。

## 然後，繼續生活

就讓外頭嘈雜的世界去喧鬧它們自己吧，
只要他一夜好眠，他的好、他的壞，我都照單全收，
煙火秀過後，一切歸於平靜，天亮，我們將繼續若無其事生活。

十二月三十一日是他的生日，兒子對他高唱生日快樂歌後，便興沖沖出門與友人跨年同樂。我問他今年想怎麼過大壽，他垂頭喪氣、不發一言。回想六年前，他初聞病症，忐忑不安：「我還沒活夠，天就要絕我？」他以為很快會蒙主寵召，在一連串道謝道別道歉之後，沒想到還能苟活這許多年，活過花甲，每一天都是老天的恩賜。

但自從聘了印籍看護，大老婆退居幕後，他就經常有恃無恐對我大小聲。連居家照服員前來訪視，竟也忍不住發出正義之聲：「你對老婆好兇，怎麼一直罵她？」我在一旁喟然而嘆，居然連外人都看下去，跳出來

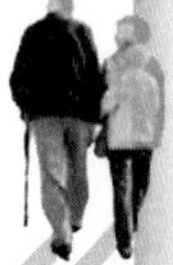

主持公道，豈知他振振有辭：「我再怎麼罵老婆，她都不會棄我於不顧。我罵印傭，她可能辭職不幹！」他就那麼篤定老婆沒膽搞罷工，而且大肚能容，容得下滿腹委屈和辛酸淚水氾濫成災；糟糠妻就是有情有義，即使被罵得狗血淋漓，仍像一〇一忠狗一樣悶聲不響蜷縮在旁不離不棄。

偶爾他也會良心發現，心疼我這個受氣包，恢復對我體貼入微，要我到外頭享受美食、買華服、善待自己；鼓勵我跟朋友保持聯絡，三不五時相約出外走走紓壓身心。二〇一四年歲末感恩最大德政是延長了我的「放風」時間，除了每周放我到社大聽課，特別恩准我晨起到附近虎山半山腰走一圈，回來報告心得。

「妳今天看到什麼？」他問。我回答他，山上好多銀髮獨行客，不全然都是資深神鵰俠侶。他馬上機會教育：「妳要練習一個人過活，夫妻總有一方會先走，兒子也有他自己的人生。」

我最怕他這樣一臉嚴肅提到生離死別，鼻頭沒來由一陣酸，好像他就快要揮揮衣袖，不帶走一片雲彩了，是不是因為這樣他才會對我兇？氣我太依賴？恨我不夠獨立？擔心我日後無法生存在沒有他的世界裡……許是愛之深、責之切，他不時氣急敗壞對我謾罵一通，多少有點恨鐵不成鋼的意味吧！其實，如果他能繼續活在我身邊，我情願被他罵一輩子。

晚間九點多，壽星就寢，一直翻來覆去睡不著，午夜，迎接二〇一五跨年煙火秀熱鬧展開，二萬三千發光芒四射，照亮大臺北夜空。我將窗簾拉開，馬上一覽無遺，他卻閉眼拒看，好像世界與他無關。我只好悻悻然放下窗簾，就讓外頭嘈雜的世界去喧鬧它們自己吧，我只要他一夜好眠。他的好、他的壞，我都照單全收。二一八秒過後，一切終將歸於平靜。天亮後，我們又將若無其事的繼續生活。

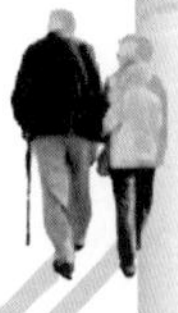

# 我是木頭人遊戲的最大贏家

三十多年來輕輕淺淺的日子，在生活中磨出平平淡淡的滋味，
我們一起走過，直到歲月老了，而深情猶在，
在生命交會的過程中，彼此依靠太久，
所以忽略了即便是至愛，終歸也是過客，最多只能陪走一程。
我知道當大樹上的落葉飄下，總是毫不眷戀揮別枝頭與樹幹，
可是人生太難。

「一二三木頭人！」小時候最愛玩這遊戲。

當樹下那個蒙著眼的鬼唸唸有詞完畢，猛一轉身，大家都屏住呼吸，像雕像般靜止不動，否則便出局。我能夠以一招「金雞獨立」架式維持二、三十秒之久，其他小朋友早就支撐不住，紛紛笑場投降，鬼老是抓不到我。我擁有此項驚人定力，在玩伴中足以自豪，而今卻被一個名為罕見

疾病的鬼，以十萬分之一的機率活逮正著，成為名副其實的木頭人，這算不算是陰溝裡翻船？

我菸酒不沾，作息正常，酷愛運動，年年體檢均交出傲人成績單，健保卡很少拋頭露面。但在五十六歲那年，左手突然肌無力，生平第一次住院即悲涼的躺平，莫名其妙被宣判死刑。醫師說我患的是「肌肉萎縮性脊髓側索硬化症」，也就是俗稱的「漸凍人」，無藥可醫。

漸凍人？我腦門一陣焦雷轟頂，手心汩汩冒汗。想到這個病症的代表人物英國人霍金，這個舉世聞名、聰明絕頂的物理學家，可以一手掌握宇宙起源之奧祕，卻不能阻止生命的力量一點一滴從自身軀體慢慢流失。漸凍患者大腦、腦幹和脊髓中的運動神經細胞都受到嚴重侵襲，因此肌肉會萎縮、無力，到最後完全喪失行動能力，致使全身癱瘓，身體如同被凍住一樣。而這一切都在他們神志清醒、思維清晰的情況下發生，病人可說是眼睜睜逼視著自己逐漸走向死亡的全過程。

那不就像一動也不動的木頭人？我童年最擅長玩的遊戲。只是這回可不止二、三十秒鐘靜止不動，那會是多久呢？兩年？三年？或者二、三十

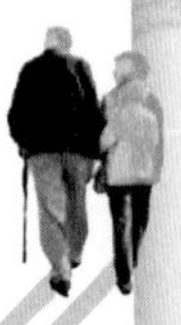

年？能不玩嗎？我承認輸了，可不可以臨陣脫逃？

或許七年前還有反轉餘地。如果我不貪生怕死，趕緊服用可減緩病情惡化的藥物；如果我不這麼眷戀這世間美好的一切，而選擇放棄治療；如果我夠勇敢，在檢測出呼吸只剩百分之三十時，拒絕配戴呼吸器而慷慨就義的話；那麼，今天的痛苦全不存在。

想起剛確診那段日子，我極度焦躁不安，每天度日如年。

電視搖控器在手，從第一台轉到第九十九台，沒一個節目感興趣，氣得把搖控器甩在地上；攤開報紙，新聞時事影劇八卦，沒一則報導能讓我定下心來閱讀；蝸居斗室來回走不停，活像滾輪中的老鼠；出了門，三步併兩步，一馬當先，把妻兒遠遠拋在腦後；與人交談，滔滔不絕，連換氣都不必。因為好害怕哪天雙腳突然攤軟，嘴巴再也吐不出話來。這是運動神經元病變漸進式的惡化過程，是可以預見的未來，只是不知那一天何時會到來。

我常在睡夢中驚醒，以為全身已動彈不得，忍不住抱頭痛哭；以為喉嚨再發不出聲來，兩隻手在黑暗中胡亂揮舞一通。我壓根沒想到，當夜半時分好夢方酣之際，受此干擾，誰還能平靜以對？睡在我身旁的老妻每每被我突如其來的焦躁不安所驚醒，讓她憂慮的心緒更層層加重。

我常常沒來由的怒火中燒，怪她沒有同理心。「妳不是我，不知我有多痛苦。」我對她大吼，彷彿全世界都對不起我，我無法與全世界為敵，只能把怨氣發洩在她身上：「妳以為我愛無緣無故亂發脾氣嗎？」

「我當然不是你，怎知你有多痛苦？」老妻哭喪著臉，「但是亂發脾氣根本無補於事。」

我們經常怒目相向，隨時展開莊子與惠施觀魚時的激辯。

一人生病，全家遭殃，妻子老是淚眼汪汪反問我：「你每天吵鬧不休，難道非得把身邊一干人都逼得跳海才甘心？」她說好幾次周三傍晚，提著垃圾袋站在巷口傻傻等待那熟悉的樂音響起，呆了好半晌，直到周遭空無一人，才想起當天不收垃圾；在市場買菜，付了錢卻忘記將菜取走，讓菜販在後頭大聲吆喝。我飽受肉體折磨，她看在眼裡也不好受，她的憂慮其實不亞於我。想到不久將來，我會癱瘓臥床，吃喝拉撒睡全仰賴她一介弱女子，她怎麼承擔得起？她心情沉重，我內心更是充滿不安的恐懼。

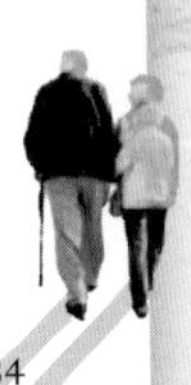

想起多年前在中醫診所，碰到坐輪椅的病友阿姨，她劈頭就泣訴：「手廢了，連最渺小的蚊子都來欺負我。」我們在病友會曾見過一次面，見她蛾眉淡掃，脂粉略施，相當注重門面，以為她雙手尚可活動自如，豈知全是仰仗外籍看護代勞。她說蚊子在耳畔嗡嗡作響，肆無忌憚從眼前飛來飛去，她的手無法抬高驅趕，十分無奈。我聽著聽著，不禁悲從中來，與她同聲一哭。

不到兩年光景，我的手也和病友阿姨一樣，連最渺小的蚊子在面前耀武揚威，我都無力反擊，只有任牠予取予求。

從晨起梳洗、如廁、穿戴整齊、刮鬍子、掏耳朵、清鼻屎、讀報、倒水、餵食三餐外加點心、吃藥、抓癢、取物、沐浴更衣……我全都無法自己動手作主，老妻的手就是我的手。都說雙手萬能，卻從沒細數過，在一天之中，一雙手究竟可以做多少瑣碎事？經年累月，那個代勞者會不會煩不勝煩？

有時她在陽台晾衣到一半，我突然口渴難當；而當她在浴室弄得滿頭肥皂泡沫，我的耳朵偏偏在這時發癢；或者她在書房振筆疾書的當下，我竟然內急憋不住。不是故意作對，但凡事就這麼湊巧，一根髮絲無意掉落頸間，豈能置之不理？那種搔癢如坐針氈，足以逼死一條英雄好漢。雖說都是舉手之勞，可也是需要專人二十四小時隨侍在側待命。

我每天下了不只一百二十道金牌，而且都是十萬火急，一刻不容延緩。我專橫的要求老妻非但和顏悅色相待，還得表現出心甘情願的樣子，萬萬不可顯露一絲不耐，否則我會怒氣沖沖，屆時又是一番劍拔弩張場面。我總自私認為我的生命有限，她應該放下手邊一切，義無反顧先來照料我才是。我忽略了她也是有情緒，她常身陷在痛苦情緒中難以自拔。

「妳不是我，不知我有多痛苦。」那天老妻說她再三咀嚼我這話語，試著把自己雙手盤放在後，體驗我手不能動作的感受，須臾間，她就感到大不便。口渴了，只得眼巴巴望水興歎；天熱了，無法自行脫衣，任憑滿頭大汗；即使一時背癢，也只能倚靠在牆壁上下左右窮磨蹭，但終究是搔不著癢處。爾後她抱住我，對我哭訴她的於心不忍：「我現在終於能體會你的苦。你好辛苦，謝謝你那麼辛苦，還努力陪伴在我身邊。」一句話觸動我所有的暗傷，我只好假裝堅強，兀自強撐著微笑以對。

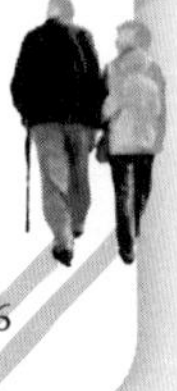

佛曰前世五百次回眸，才換得今生一次擦肩而過，那麼我們在茫茫人海中相遇相知，繼而牽手一生，又是怎樣的一種修行呢？不是她捨不得我，而是我也捨不得她。

三十多年來輕輕淺淺的日子，在生活中磨出平平淡淡的滋味，我們一起走過，直到歲月老了，而深情猶在。在生命交會的過程中，彼此依靠太久，所以忽略了即便是至愛，終歸也是過客，最多只能陪走一程。我知道當大樹上的落葉飄下時，它總是毫不眷戀揮別枝頭與樹幹，可是人生太難。有一天，我們都將各自奔向孤獨旅程，那麼是否該趁此機會練習分離？

整整七年，為了照顧我，老妻已累到不成人形，進出醫院次數，恐怕與我不相上下。因此我不再堅持苟延殘喘，往後不再接受任何侵入性治療。當死神來臨那天，我打算乖乖俯首就擒，我已體驗到老病的困境遠比死亡本身更可怕，所以決定拒當生命的延畢生。

天可憐見，如果我手還能動的話，我多想為老妻輕輕拭擦臉上的淚水。我知道她常背著我哭泣，不管是嚶嚶啜泣，或者嚎啕大哭，是不忍見我被病魔折騰得體無完膚？抑是這沒日沒夜無止盡的照顧生涯讓她疲憊不堪？不得而知。因為我的病，我們彼此都成了囚徒，我被困在病床上，而她被困在我的病痛裡。我想讓她知道，我一直很珍惜她，即使是她的每一顆眼淚。

如果我腳還能動的話，那麼，我想陪著老妻到我們初識的烏山頭水庫重遊。我們認真工作，有了經濟基礎後，就一直往國外開拓視野。從前她曾多次提及臺南古都及寶島環島行，都被我一一否決，總以為來日方長，誰知再也沒有機會了。人生百年，歲月遊走匆匆，足以蒼老一尊容顏，淡化一些記憶，但在我心目中，她永遠是烏山頭水庫畔的露營少女，清新可人的倩影鮮明如昨。

如果我口語還清晰的話，我真心想告訴老妻，往後若是面對沒有我相伴的寒暑，千萬不要太過哀傷。切莫因為這一段生活完結而悲泣，要為曾經發生的美好而微笑。「擇一城終老，遇一人白首。」我們都做到了，還有什麼好遺憾？若是能看淡生老病死、世事滄桑，內心自然安然無恙。年少時，朝朝暮暮的山盟海誓，我們曾經擁有，也一起走到白髮蒼蒼的暮

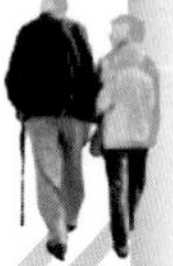

年，夕陽下相依相扶，是我們不離不棄的身影，那就夠了。有緣共享人生悲歡，除了滿心感恩，還是感恩。

如果老天允許我可以自行選擇辭世方式，我想效法古希臘哲學家柏拉圖那樣的悄然離去，不必驚動太多人。高齡八十的他，有一天興致勃勃應邀參加學生婚禮，在與眾人開懷暢飲之後，大師累了，默默離席，找個安靜角落躺下休息。隔日清晨，賓客酒醒，發現他已由小睡片刻進入長眠狀態，大師謝幕方式果然與眾不同。我久病多年，從當初怨天尤人的心不甘情不願，到現在我自認擁有朝聞道、夕死可矣的樂天知命。我不再畏懼死亡，也許那是一種解脫，是老天恩賜我最好的安排。

如果，如果我還能開口唱歌，我將扯破喉嚨飆高音，再唱一曲思想起，在老月琴的淒美音符中，唱盡人生顛沛流離的苦楚。往事如煙，不復可尋，一輩子太短，一不小心就快走到盡頭，但回憶很長，點點滴滴注滿心頭……

最終，我還是「一二三木頭人！」這個遊戲的最大贏家。

# 今天不洗澡

他嚷嚷肩膀痠痛，要我幫他塗抹藥膏，
我輕輕揉著，竟揉搓出一粒粒黑色小丸子，
莫非這就是傳說中濟公身上的仙丹妙藥？
我苦苦哀求他移駕浴室梳洗，否則以死相逼，他這才勉為其難。

古人嘗云，人生四大樂事乃是：久旱逢甘霖、他鄉遇故知、洞房花燭夜、金榜題名時。對我來說，人生的樂事宜再添一筆「老公要沐浴」，是我最歡欣時刻。

病後，他變得不愛洗澡，每次都為了他這個莫名其妙的堅持，我們怒目相向，「頭髮都滴出油了。」「妳可以眼不見為淨啊！」「你身上體味難聞。」「那妳走開，離遠一點。」他無可理喻的守身如玉，讓我很傷腦筋，在忠孝祈翔病房進出多次，裡頭附設五星級水療，別的病友是趨之若鶩，

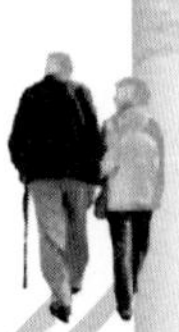

我們卻從來不曾體驗過。

平常和同病相憐的病友家屬互通有無。當我訕訕的說出他好幾天才洗一次澡的驚人秘密，每個人都覺得不可思議，「那不會很臭嗎？」「妳怎麼受得了？」如果我繼續全盤托出他連擦身都謝絕（除了解便之後，會局部清洗），電話線那頭便是一陣緘默，我可以想像出對方張口結舌的樣子。

有一次他嚷嚷肩膀痠痛，要我幫他塗抹藥膏，我輕輕揉著，竟揉搓出一粒粒黑色小丸子，莫非這就是傳說中濟公身上的仙丹妙藥？我嚇得退避三舍，苦苦哀求他移駕浴室梳洗，否則以死相逼，他這才勉為其難允諾。為了這區區小事，我竟得使出這麼強烈手段，逼他乖乖就範，自己都覺得好笑。

所以往後只要他主動提出洗澡要求，我就謝主隆恩，用紅筆在行事曆上，畫著大大的溫泉標章。有一回被兒子瞧見老媽舉止怪異，他問我，老爸洗澡要挑黃道吉日？

為何他這麼不愛洗澡？我也曾旁敲側擊探詢，他的回答是：「一身臭皮囊痛得要命，碰不得。」但是沖洗身體不只消除異味，若不注重個人衛生，萬一感染引發其他病症，可就得不償失。於是我軟硬兼施，不時曉以大義，「洗澡可舒筋活血，改善睡眠耶。」「洗完澡後，我買巧克力餅乾讓你吃個夠。」然而他就是郎心如鐵，抵死不從，還出個難題給我：「除非妳想得出洗澡不碰觸身體的方法。」這不是強人所難？是要像貓咪一樣「乾洗」嗎？

其實，家醜不外揚，這般隱私公諸於世，我也很難為情，但我被此事困擾已久，苦無良策，盼有高人指點，賜我錦囊妙計，則不勝感激。近日觀看電視有感，二〇一五年全臺鬧水荒，石門水庫水情吃緊，據說是近十年最嚴重的一次。面對危機，經濟部水利署莫不呼籲全民一起節約用水，共體時艱，那麼，像他這麼珍惜水資源的省水達人，水利署是不是該請他擔任節水大使，不然也要頒個榮譽市民獎章吧！

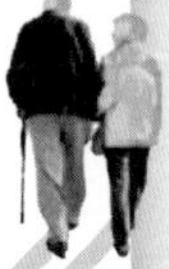

# 我還是在這裡癡癡的等

在阿蒂離職前一周，我趕緊未雨綢繆找後路，
萬一有什麼閃失，才不致全軍覆沒。
睡前卻發現他眼眶噙淚：「妳累了嗎？要遺棄我？」
七年了，豈是一個累字了得，只想找另一條活路而已。
看他這麼低聲下氣，我又於心何忍。

仲介搞烏龍，外籍看護離職的空窗期已逾雙滿月，每天望穿秋水，仍不見新人芳蹤。去電查詢進度，總是一句「趕辦中」搪塞了事。

朋友耽心患有暈眩症的我獨力苦撐，三天兩頭便以ＬＩＮＥ問候：「還活著嗎？」是的，還活著，只是身心俱疲。以往兩三天沒睡好，老毛病就犯，現在沒有一晚一覺到天明，反而百毒不侵，可見意志力真不容小覷。

其實空窗期長短不一，全憑運氣——而我的運氣一向欠佳——所以在阿蒂離職前一周，趕緊未雨綢繆找後路，萬一有什麼閃失，才不致全軍覆沒。我致電各大醫院附設護理之家詢問，甚至親臨現場勘察，心想：月費四、五萬元，應該乏人問津吧，沒想到居然供不應求，那個忙翻了的護理人員頭都沒抬就說：「先登記，妳之前還有一百六十二人在排隊。」一百六十二人？那要等到民國幾年？遠水救不了近火，無法一解燃眉之急。

後來經朋友介紹，找到深坑某大護理之家，優質照護環境，空間寬敞明亮，但護理長一聽是漸凍病人，馬上皺起眉頭。她說已有一位漸凍人入住一段時日，每個人都對他敬而遠之，有個護士甚至為了他以辭職要脅，請求調離單位，「他戴著呼吸器，說話不清楚，又特別囉嗦，一下要坐一下要躺，這個姿勢不對，那個角度不對，我們這邊人力是一比十，哪能專職伺候他，他就每幾分鐘按一次叫人鈴，吵死了，護士乾脆將插頭拔掉，每天都上演雞飛狗跳。」護理長滔滔不絕抱怨，問我：「妳老公會這樣嗎？」

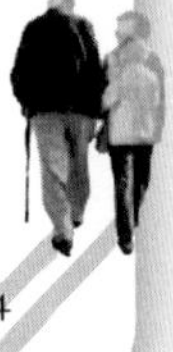

「嗯。」我趁機跟她澄清，漸凍病人並非故意刁難，他們也莫可奈何。我每次幫他翻身喬姿勢，就是一場劍拔弩張的戰爭，好不容易安頓好，大氣還沒喘一口，他又要求砍掉重練。我生氣吼他，他也會不甘示弱回罵：「妳這瘋女人，我的抗焦慮藥拿去吃啦！」下指令時，說話含糊不清，罵起人來可是字正腔圓。

「那我得重新評估了，」護理長說：「一個漸凍人已經很頭痛，再來一個，豈不天下大亂？」她建議這樣的病人，盡可能在家進行一對一照顧。

回家後，我輕描淡寫提及此事，他默然不語，等到睡前卻發現他眼眶噙淚：「妳累了嗎？要遺棄我？」七年了，豈是一個累字了得，只想找另一條活路而已。看他這麼低聲下氣，我又於心何忍，輕輕為他拭擦掉淚水，爾等小事都要我代勞，怎能不時刻待在他身邊聽候差遣？

# 放手，讓心自由

你說不怕一刀斃命，怕的是像這樣一刀刀淺淺的割著，深深的凌遲，眼看身上的血一滴滴流著，痛得要命，卻一時半刻死不了，這樣的煎熬最難受。你是在暗示我放手嗎？自自然然，該走的時候就要走，這是結束痛苦病身唯一的救贖。

我想對你放手，可以嗎？在一起近四十年，走過的曾經，都是幸福，但現在我想捨棄了，趁這情天轉瞬成恨海之前，我要輕輕抽離我的手，你也願意放手讓我自由嗎？

自從七年前你被診斷出罹患罕病，我除了天天以淚洗面，還強打起精神陪你四處尋訪名醫，一直到每位醫師都勸我們別白費心機，這個名列世界五大絕症之一的病症，無藥可醫，即使華陀再世也一籌莫展。「難道就只能眼睜睜的等死？」我淚眼汪汪問。醫師思索一下，有一種法國研發的

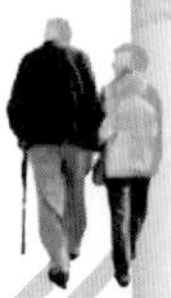

新藥經臨床證實，可延緩病情發展，也許可多活個幾年，他話聲剛落，我已衝口而出：「那還等什麼？」

然而，在七年後的今天，我後悔了，後悔當初未經深思熟慮，讓你成為生命的延畢生，捨不得你半途離席，硬生生將你留下，卻是把你推向比死亡更可怕的痛苦深淵。四年前，我再度重蹈覆轍，那天你突然呼吸困難，眼看就要窒息，我手足無措，淚水瘋狂爬滿臉，心亂如麻，腦海裡只有一個念頭：不能放你走，說好的一起老去，不能食言，不能讓你離開我。經醫師一番搶救，你開始配戴呼吸器維生，苟延殘喘的活著。

而今，你癱瘓在床，四肢動彈不得，雖然尚可言語，但也只是謾罵老天不公，和怨歎我伺候得不夠周到而已。每天意興闌珊醒來，就是惡狠狠怒瞪我，似在埋怨我不放手讓你瀟灑離去，強留你在人間受苦，我的一念之差，讓老夫老妻反目成仇？

有時我在想，如果照病程的正常速度走，不做無謂的急救與治療，可能你早就在天上當天使了，不像現在這樣，鎮日呻吟、怨聲載道，一身臭皮囊瘦成皮包骨，即使躺在頂級氣墊床上，也如芒刺在背，渾身不舒服。

每整點幫你翻身，這個姿勢不對，那個角度不好，你怪我結婚多少年了，還這麼沒默契，我氣你把我當成什麼了，我是你的結髮老妻，又不是你肚子裡的蛔蟲……你常對我頤指氣使，展開猛烈砲火攻擊，有時我實在忍無可忍，也會反擊回嘴。吵架沒好話，我們彼此互相傷害，昔日濃情蜜意在你來我往的尖銳言詞中，徹底崩塌。

我也知道，久病臥床，不能自主呼吸，不能品嚐美食，不能起身到處趴趴走，連揮趕一隻渺小的蚊蟲，手都舉不起來，更遑論偶爾悲從中來時，還得低聲下氣請求我幫你擦眼淚。這樣活著，對你而言，比死還痛苦。成天被困在暗無天日的小斗室，你不肯讓我拉開窗簾，迎陽光進來。在陰暗中，看不清你呼吸器底下的面目表情，但我知道，病魔把你變成了另外一個惡魔。待在你身邊的我，首當其衝，無處可躲。每每在你任性的情緒發洩之後，我遍體鱗傷，只有瑟縮躲在角落，心碎的舔著傷口，我那親愛的丈夫呢？絕不是眼前這個張牙舞爪的惡魔。

你對我說，你不怕一刀斃命，怕的是像這樣一刀刀淺淺的割著，深深的凌遲。眼看身上的血一點一滴流著，痛得要命，卻一時半刻死不了，這

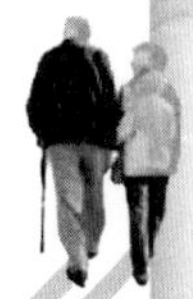

樣的煎熬最難受。你是在暗示我放手嗎？自自然然，該走的時候就要走，這是結束痛苦病身唯一的救贖，我若再逆轉命運，只是徒增你我痛苦罷了。

這麼多年了，我終於想通，緣聚緣散，不能強求，我想放手了，讓彼此的心自由，你也願意嗎？

# 情深難捨

我們曾有多少憂歡與共，點滴全上心頭，回首過往，唯有淚千行。
照顧者的工作有多麼消磨心神體力，如人飲水，冷暖自知，
只因他是我相知相惜相守四十年的老伴，我才甘心囚於苦牢。
相信他是不忍再繼續折磨我，所以選擇放手，走到千山萬水之外。

丈夫於小年夜凌晨辭世。當我悲慟萬分去電好友，她竟以雀躍口吻迭聲道賀：「恭喜恭喜，妳和他都解脫了。」我一言不發掛斷電話，哪有人這樣安慰新寡，聽聞噩耗卻大呼恭喜？

雖然他臥病八、九年，從病魔欺身的那一刻起，我們即有心理準備。陰陽兩隔雖說是遲早的事，甚至已在心裡演練過無數回，但真正來臨時，依然慌了手腳，丟了三魂七魄，茫茫然不知所措。

他從發病初期的四肢無力，接著癱瘓在床，然後吞嚥困難，不能自主

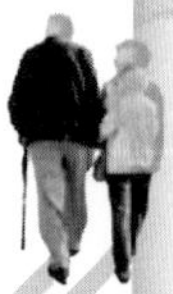

呼吸，全身動彈不得，只能直挺挺的躺在床上靠機器維生。我寸步不離守在他身邊，好幾次他隔著呼吸面罩，氣若游絲對我說他活得好辛苦，我仍充耳不聞，執意央求他為我留下，一次又一次，硬是將他從鬼門關前搶救回來。我以為這次應當也可安然度過，誰知他趁我不備，丟盔卸甲，不玩了。

三千多個日子的煎熬，夜難眠，晝難安，食不下嚥，愁腸百結。我放棄一切，全心全意伺候他，每三小時透過胃造瘻管灌食，由營養師開菜單，我親自採買製作。為避免長期臥床易生褥瘡，每整點為他翻身，絲毫不敢懈怠。他因無力解便，每隔兩天就得運用一指神功幫他挖大便，經常挖到食指抽筋，無法舉箸扒飯。每周進浴室梳洗，從床上抱他坐上便盆椅，即使使出吃奶的力，也無法一次到位，往往弄到最後兩人滾作一團摔落在地，疼痛與無力感逼得我倆老淚縱橫，我還得先為他拭擦眼角的濕潤，再擦自己的。

即使後來請了看護，許多事我仍然親力親為。半夜他有一點風吹草動，看護睡得沉、叫不醒，睡在他旁邊的我卻不能等閒視之，馬上躍然而起聽候差遣。有時是一根髮絲掉落脖頸間，其癢無比，讓他渾身不自在；有時是他側身而躺，膝蓋骨彼此碰撞到，疼痛難當，必須立即更換姿勢。

我一旦清醒便很難再入睡，因此八年多以來，少有一覺到天亮的好眠。如此典當睡眠的後果，熊貓眼事小，壓力大，導致內分泌失調，皮蛇纏身，針眼如雨後春筍冒不停，精神老是不濟，連走在路上都會跌個四腳朝天，最可怕的是，動不動就暈倒不省人事。「妳應把自己照顧好，再去照顧他。」我將一干好友的叮嚀當耳邊風，決心與他共進退，如果他的病無法痊癒，那麼一起向下沉淪吧！

每位醫師都不解：「不是退休了嗎？怎麼壓力還這麼大？」「好好睡個覺，有這麼難嗎？」是的，很難。試想：夜深人靜，在呼吸器、氧氣機和氣墊床馬達三重鳴奏下，要安然進入夢鄉，談何容易，更何況神經緊繃隨時得處於備戰狀態呢？照顧者的工作有多麼消磨心神體力，如人飲水，冷暖自知，只因他是我相知相惜相守四十年的老伴，我才甘心囚於苦牢。

現在他走了，再也無病無痛無罣礙，只是滿屋子都是他的身影，叫我如何自處？我們曾有多少憂歡與共，點滴全上心頭，回首過往，唯有淚千

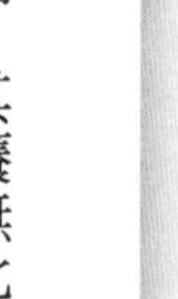

行。「恭喜恭喜，妳和他都解脫了。」相信好友絕非幸災樂禍，他是不忍再繼續折磨我，所以選擇放手，走到千山萬水之外。然而，「風住塵香花已盡」，我們夫妻緣盡於此，縱使情深難捨，終歸也得放下吧！

# 我的快樂就是想你

好歹我們也算是鶼鰈情深，
「日晚倦梳頭」之後，不是應該「人比黃花瘦」嗎？
沒想到壓力瞬間消失，體態就變節轉向豐盈靠攏。
我還是經常哭泣，傷心不已，但只限於獨處時。
任憑時間再怎麼流逝，那個思念會永遠存在。

他們不知道，我的快樂就是想你。你離開我快一年了，我沒有一天不想你。

那天正在老人活動中心打麻將，一位久疏聯繫的朋友輾轉得知你的死訊，特意致電慰問我，我一面接手機，一面忙著：「碰——。七筒。胡了。」朋友在那一頭吃吃的笑起來：「我以為妳會傷心欲絕，看樣子日子過得不錯嘛！」我也只能訕訕笑了，心底閃過一陣酸楚，但公共場合不宜

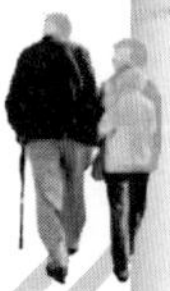

失態，趕緊岔開話題。

你走後，我卸下多年照顧者的重責大任，回歸一日三餐的正常作息，夜夜一覺到天明，沒多久，整個人胖了一圈。和鄰居的直面相照中，看到他們既驚訝又慶幸的表情，好歹我們也算是鶼鰈情深，四十年如一日，「日晚倦梳頭」之後，不是應該「人比黃花瘦」嗎？沒想到壓力瞬間消失，體態就應聲變節，持續往豐盈靠攏。其實，我還是經常哭泣，傷心不已，但只限於獨處時。在人前，尤其在兒子面前，我大都強顏歡笑，故作堅強。喪夫之痛，痛如徹骨，豈有那麼容易消退，我想，任憑時間再怎麼流逝，那個疼痛會永遠存在。

失去，最難熬的並非在那當下，而是在一段時日過後，當一切都歸於平靜，美好的記憶開始浮現心頭，才驚覺你已經不在了，徒留我獨吞無窮盡的哀思與惆悵。沒有你等門的家裡，我情願整天在外遊盪；沒有你傾聽我的絮絮叨叨，我只好對著滿園花草喃喃自語。

這一生，真愛曾經光顧，又停留了這麼久的時間，但還是不能滿足貪心的我。死者已矣，生者何堪？老天爺一定知道我比你更能承受悲傷，所以才讓你先走我留下，對不？江蕙那首「家後」不就是這樣唱的：「等待返去的時陣若到，我會讓你先走，因為我會嘸甘，放你為我目屎流。」可是為什麼我還是日日夜夜心痛得頻掉淚呢？你會嘸甘嗎？

你的衣服還整整齊齊收納在衣櫥裡，鞋子也乾乾淨淨躺在鞋櫃，我都有定期清洗。兒子怕我觸景傷情，不只一次要我拿去回收給「需要的人」，我氣得吼他：「我就是那個『需要的人』，好嗎？」我的強詞奪理一度讓兒子無言，其實我是擔心這些記憶的憑證一旦不再出現在我眼前，記性不好的我便會逐漸淡忘你，我不想這樣。兒子也很不放心我常跑到你的安息處，有時冒著酷暑，有時遇到颱風下雨，只要想你時，我就不嫌麻煩地轉換兩班車，再爬一段山路，途經許多野狗出沒的路段去找你。兒子不信膽小的我有這麼大的能耐，但為了更貼近你，我試著勇敢。

我想告訴你，你一直活在我心裡，我的快樂就是想你，所以請你經常入夢來。

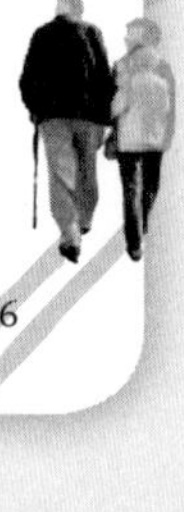

# 對不起，謝謝你

你居然趁我不備，消失在我視線之外，
沒有停下腳步等我，我一路狂奔，大聲呼喊你名，你始終沒回頭，
我追到疲憊至極，滿臉淚痕，
依稀聽見你遺落在山山水水之間的獨白：「來生再報答妳。」
只想對你說：謝謝相伴，陪我走過生命中最美好的時光。

小多蜜正在牙牙學語，叫奶奶時，嘴巴微張，舌尖頂著小門牙，口水就順勢流下來，那模樣真逗！我也拿你的照片教她喊爺爺，「耶！耶！」她把兩個字拆開來喊，嘴角上揚，笑瞇了眼，小梨渦忽隱忽現，如果你還活著，一定也跟我一樣為她神魂顛倒。你為什麼不努力再多撐個幾年呢？

你走了四年多，我不斷在記憶中遊走。

公園那一幕不時浮現在午夜夢迴裡：小多蜜愛跨坐在機械木馬上，前

後不停搖擺，發出銀鈴似的笑聲，我看著看著，卻總是模糊了雙眼，曾經好無助呆坐公園長椅掩面自泣，你病得糊里糊塗，我照顧到昏天暗地，那次你鬧腹瀉，我不知為你清理了多少回，更換多少衣褲。因為無力一鼓作氣，只好分段式把你從床上移到便盆椅再推往浴室沖洗、從浴室推出便盆椅再抱你到床上躺平，來來回回抱到手腳癱軟，最後失去耐性，破口大罵。你連聲辯駁身不由己，還怪我沒有同理心，我怒不可遏，狠狠痛揍你屁股奪門而出，在公園哭了許久才回家。看見你仍蜷縮在那，連拿條毯子遮住赤裸身體的能力都沒有，我的淚水又止不住氾濫成災。

能怪你嗎？能恨你嗎？生病絕非你的錯，我知道你不是真心要折磨我，只是這樣日復一日透支體力的照顧，常逼得我情緒失控一觸即發。我曾允諾你永不離棄，那天卻這樣一走了之，棄你於不顧，對不起。

你常說，生命中如果不帶點愁苦，就不算真正活過。只因這一切，都是必須走的路，走過了就好了，一定會有否極泰來的一天，我相信，也期待著。你又說，我們的緣太深，沒那麼容易分開，我也有同感。你病中八年多，有好幾次面臨生命垂危，然後又從死裡逃生，我被驚嚇過幾次後，就

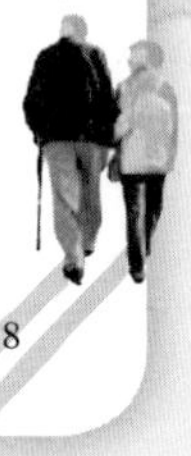

# 下輩子我們當筷子好了
## 守護漸凍人丈夫八年的深情告白

作　　者／劉雲英
發 行 人／林宜澐
總 編 輯／廖志墭
執行編輯／潘翰德、林韋聿
封面設計／黃祺芸
內文排版／藍天圖物宣字社

出　　版／蔚藍文化出版股份有限公司
地址：110 台北市信義區基隆路一段 176 號 5 樓之 1
電話：02-2243-1897
臉書：https://www.facebook.com/AZUREPUBLISH/
讀者服務信箱：azurebks@gmail.com

總 經 銷／大和書報圖書股份有限公司
地址：24890 新北市新莊區五工五路 2 號
電話：02-8990-2588

法律顧問／眾律國際法律事務所　著作權律師／范國華律師
電話：02-2759-5585　網站：www.zoomlaw.net

印　　刷／世和印製企業有限公司
定　　價／新臺幣 250 元
I S B N／9789865504762
初版一刷／2022 年 7 月



國家圖書館出版品預行編目（CIP）資料

下輩子我們當筷子好了：守護漸凍人丈夫八年的深情告白／劉雲英著 . -- 初版 . -- 臺北市：蔚藍文化出版股份有限公司 , 2022.07
面；　公分
ISBN 978-986-5504-76-2（平裝）
1.CST：運動神經元疾病 2.CST：長期照護 3.CST：通俗作品
415.9　　111005770

漸漸習以為常，因此堅信你絕對會為了我，撐著那一口氣苟延殘喘活下去。

可是那一次，一生劬勞的你累了，想放手讓我自由，於是趁我不備，消失在我視線之外。你沒有停下腳步等我，我一路狂奔，大聲呼喊你名，你始終沒有回頭，狠心棄我而去。我追到疲憊至極，滿臉淚痕，依稀聽見你遺落在山山水水之間的一段獨白：「謝謝妳，辛苦了，我來生再報答妳。」一字字清晰有力，都是發自肺腑的承諾。

四十年歲月彈指過，昔日紅顏姣好，今朝已霜染雲鬢，脆弱到不堪一擊。如果你知道這一走，會讓我這麼痛徹心腑，你還會這般義無反顧、頭也不回嗎？徒留我一人困頓愁城黯然神傷，被無邊無際的孤寂所啃噬。家裡每個角落都有你的影子，連你身上的氣味都不曾消散。我的每個夢裡都有你，年輕的你，含笑的你，生重病的你，怨恨我的你……在在都是魂牽夢縈的思念，是撕心裂肺的不捨，是椎心刺骨的悲傷，生死兩茫茫，醒來莫不涕淚連漪痛哭失聲。

四年多前，你在睡夢中離世，我一直為來不及跟你道歉和道謝而耿耿於懷，只想對你說，謝謝相伴，陪我走過生命中最美好的時光。